看護師の正体

医師に怒り、患者に尽くし、同僚と張り合う

松永正訓

小児外科医

830

中公新書ラクレ

はじめに

読者のみなさんが医療機関にかかるとき、最も身近にいて、そして最もよく話を聞いてくれるのは、医師ではなく看護師ではないだろうか。特に病院で入院生活を送るときはそうだろう。全国の医師の数がおよそ34万人に対して、就業している准看護師・看護師・助産師の数はおよそ160万人である（共に2022年の統計）。医療の主役は看護師かもしれない。

でも看護師って、具体的にはどんな仕事をしていて、どういう体験を積み重ね、いかに医者よりも頼りになる存在になっていくか、その舞台裏を知っている人はあまりいないだろう。そのリアルな姿を知ってみたい人も多いのではないか。

2024年2月に上梓した『開業医の正体――患者、看護師、お金のすべて』（中公新書ラクレ）は、幸いにも多くの人に読まれた。さまざまな感想が届いたが、看護師のことをもっと描いてほしいという要望が意外と多かった。やはり、読者のみなさんは関心を持っているのだろう。

ぼくは医師になって37年。この間、数えきれないくらいたくさんの看護師と一緒に仕事をしてきた。医者にいろいろな人がいるように、看護師にもいろいろな人がいる。相性がよくて一緒に仕事をするのが楽しかった人もいるし、その逆もある。女神さまのような看護師もいたし、すぐにキレてしまう怖い看護師もいた。

看護師の、医者に対する態度、患者に対する態度は、病院によっても、あるいはその病院の中の病棟によっても違う。もちろんその病棟の中でも一人ひとり看護に対する考え方が違っていたりする。

忘れられない看護師がいる。ぼくが大学病院の小児外科病棟で一緒に働いていたMさんのことだ。Mさんは本当に患者思いだった。そして一途な人だった。ぼくが受け持っていた肝臓病の男の子が末期の肝不全になった。2歳半だった。最期は病棟で看取ることが普通なのだけど、その家族は自宅へ帰すことを選んだ。

Mさんはぼくに相談を持ちかけた。何ができるでしょうか？　何かできることがあればしてあげたいのです。だけど、ぼくには答えがなかった。病棟にはぼくの受け持つ子どもがたくさんいて、その子たちでぼくは手がいっぱいだったのだ。

Mさんは休みの日に、その男の子の家を訪問するようになった。痛みの管理は訪問診療の医師がしていたので、Mさんはひたすらその子と遊んだ。その逐一をぼくに教えてくれた。ぼくはMさんにいくら感謝してもしきれない。最も気の合う看護師の一人だった。

だが、Mさんは病棟の中で完全に浮いた存在だった。自分の意思を通すという信念を持ったMさんは、師長とも看護方針をめぐって対立した。そんなMさんは病棟にいられなくなり、大学病院を辞めた。今、どうしているのだろうか。今でもときどき考える。


だから看護師さんというのは本当にさまざまで、これが看護師の舞台裏と言い切るのはなかなか難しい。何人もの人にインタビューすれば、その数だけの舞台裏があるはずだ。それを全部並べても、雑文集みたいになって読者のみなさんにはおもしろくないだろう。また、一部には重複する内容も当然出てくるはずだ。

そこで本書では、ある一人の看護師の半生に話を絞ることにした。名前は仮に千里《ちさと》さんとしておく。1973年生まれ。

彼女に絞った理由は、若い頃のできごとを日記に残していたこと、そして匿名を条件に長時間のインタビューに応えてくれることに同意してくれたことにある。日記はメモ程度だったが、そこから記憶が呼び起こされていった。千里さんの看護師としての歩みは、オーソドックスな部分と、ちょっとほかの人とは違っている部分がある。その両面の話は、ぼくにはとても興味深かった。

看護師になるためにはどういう勉強をするのか？
新人ナースはどうやって一人前になるのか？
病棟勤務とはどういう仕事か？
救急外来にはどんな患者が来るのか？
オペ室ナースはどうやって技術を磨いていくのか？
看護師の世界は90パーセント以上が女性。主に「女の世界」で何と闘っているのか？
医師をどう評価しているのか？
ついでに、恋愛事情は？

医師であるぼくも知らない看護師の舞台裏をたっぷり聞くことができた。深夜の病院で同僚とシシャモを焼いたとか、病院だからこそのリアル過ぎる怪談に怯えるといった「秘話」も満載だ。最終章には、「看護師の掟　10か条」もまとめてみた。

本書を読めば、看護師がどれほど患者のために尽くそうと考えているかが分かるはずだ。あなたが病を得て医療機関にかかるときは、ケアに関して思い切り看護師に頼っていいと感じるだろう。本書を、患者と看護師の橋渡しの助けにしてもらいたい。

では早速、初めて病院に勤務した日のことから話を始めよう。

目次

はじめに　3

第一部　地方の古びた病院へ

1　初めての病棟勤務……14
2　病院の怪談……27
3　白衣の天使、隠れてシシャモを焼く……37
4　オペ室勤務を打診される……45

第二部　自治医大へ武者修行

5　器械を覚える……58
6　血のガーゼが降ってくる……69

7　セクハラと友だちと……79
8　気難しい医師との対決……89

第三部　私はこうして看護師になった

9　よし、看護師になろう……102
10　ナイチンゲールの誓い……113
11　注射の練習、痛みのケア……126

第四部　新病院完成！

12　恐怖の救急患者　ネジ男に串刺し人間……140
13　ライバル登場……155
14　短い手術は30分、長い手術は24時間……169
15　良い医師、ダメな医師……180

16 今日もナースは腰が痛い……194
17 「先生、間違ってます！」……201
18 ナースの結婚事情……212

第五部 県立周産期小児医療センターへ

19 カルチャーショック……222
20 こんな病院、辞めてやる！……232
21 いまどきのナース事情……246
22 看護師の掟10か条……256

おわりに 265

イラスト／松永夕露
本文ＤＴＰ／市川真樹子

看護師の正体

医師に怒り、患者に尽くし、同僚と張り合う

第一部
地方の古びた病院へ

1　初めての病棟勤務

1994年（平成6年）に千里は20歳で、市立「海が見える病院」に勤務することになった。はっきり言えば、この病院を好きで選んだわけではない。看護学生のときに奨学金をもらっており、この病院に3年間勤めれば返済を免れることができるためだ。田舎とはいえ、病院はJRの駅のすぐそばにあり、周囲は繁華街だった。それなりに大きな6階建ての白亜の建物である。病床数は約350。この地域では最も住民が頼りにしている病院である。

しかしその外壁もよく見れば、けっこう薄汚れている。内部は清掃が行き届いていたが、壁も床も染みや汚れがこびりついていた。何しろ建てられたのが戦後すぐというから、老朽化が進んでいるのもしかたがない。数年後には新病院に建てかえられるという噂もある。

学生生活が終わり、いよいよ仕事だと思うと千里は気合が入った。（よーし、やるぞ）という気持ちだった。不安感はあまりない。

不安がない理由は、学生実習でこの病院で働いた経験がすでにあったことと、配属された病棟に看護学校時代の同級生が二人いたからだ。

彼女たちが働くのは、３階南病棟。この病棟は中央にナースステーションがあり、東西に長い廊下が延びていた。東には大部屋が並んでおり、こちらを担当するのがＡチーム。西には個室がずらりと並んでいて、こっちの担当をＢチームと呼んでいた。それぞれのチームには日替わりでリーダーを務める看護師がいる。看護師たちは、リーダーを中心に動いていた。

３南病棟は、いわゆる混合病棟である。大部屋には各科の比較的軽症の患者が入院していた。たとえば、白内障とか、糖尿病とか、消化器の病気とか、皮膚の病気とか。一方で、個室には重症患者、それも先の見通しが暗い患者が入院していた。

大部屋の患者は回転が速く、入院してすぐに退院していく。一方で、個室の患者はいつ退院するとも知れなかった。

混合病棟なので、担当の医師は、外科だったり内科だったり、眼科だったりする。でも医師たちは、研修医を除いてあまり病棟に現れない。軽症の患者は自然と退院していくし、長期の入院患者は医療的にあまりやることがなかったからだ。

千里は、まず先輩の看護師から物品の置き場所や、点滴のポンプなどの使い方を教わった。どこに何が置いてあるかを知らないと話にならない。ほとんど医師が常駐していないので、千里たちは先輩看護師の手伝いから仕事を始めた。

「○○さんの清拭《せいしき》、やって来て」

「○○さん、オムツ交換。千里さん、できるでしょ?」

患者のケアは学生実習で基本をやっている。千里は先輩の手足となって働いた。

そのうち、仕事の内容が少しグレードアップした。採血と点滴である。だが、これも千里は学生時代に経験を十分に積んでいた。

採血と点滴は似てはいるものの、難易度がまったく異なる。採血は血管に針が入りさえすれば、血液を採取できる。一方点滴は、留置針を血管の中に留《とど》めておかないといけない。留置針にはそれなりの長さがあるため、曲がった血管に入れるのは難しい。だからストレートな血管を見つける眼力も大事である。

そして点滴には患者の体に点滴液を入れるだけではなく、点滴のラインの途中から抗生物質などの薬剤を入れるという役目もある。留置針を血管の中に確実に入れておかないと、薬液が血管外に漏れて炎症を作る。点滴を入れて薬を注入することは、看護師にとって大事な仕事である。

千里は採血も点滴も上手だった。これは学生の頃からである。新人は往々にしてお手上げになると先輩に助けを求めるが、千里はそうしたことが一回もなかった。理由は自分でも分からない。とにかく失敗したことがなかった。

これは少しあとの話になるが、個室で長期入院の患者に先輩看護師が点滴を入れようとして苦戦していた。入院が長くなると、二の腕や手の甲に見える血管が、繰り返しの点滴で潰れていってしまう。個室に先輩看護師たちが集まって、点滴が入りそうな血管を懸命に探すがどうしても見つからない。

「あの、ちょっと私も見ていいですか？」

後ろから見守っていた千里が看護師の輪に加わった。どう見ても上肢には針を刺せる血管がない。そこで足を見た。親指のところに細い血管が見える。

「私、やってみていいでしょうか」

先輩たちはもう諦めていたので、新人の千里に任せた。

千里は子どもに使うタイプの細い点滴針を手にし、患者の足の親指にわずかに浮き出た血管に狙いを定めた。ゆっくりとゆっくりと針を肌に近づけていく。プチッと皮膚が切れ、針の先端が血管の中を進んでいく。成功だった。

「おお」と歓声が上がった。

千里の普段の仕事は肉体労働で、しかも先輩の手伝いだったから「自分の手でできる」という感覚はうれしかった。


ナースコールは新人3人の争奪戦である。先輩からは「とにかく、ナースコールにはすぐ出なさい」ときつく言われていた。だから、ナースステーションに3人が一緒にいるときは、コールが鳴ると飛びつくようにボタンを押して「どうしましたか?」と声をかけた。

患者さんから「○○してほしい」と言われれば、ダッシュで病室に走った。最初は先輩の指示で動いていたが、慣れるにしたがって自分の判断で動くようになっていた。患者から直接、ベッドの上半分を上げて（これをギャッジアップという）、体の向きを変えてほしいなどと頼まれれば、先輩の指示なしでケアをする。

点滴のボトルを揃えること、点滴のラインを作ること、薬剤を注射器に吸ってトレイに並べること。医師から出された指示箋《しじせん》にしたがって自分で用意することができるようになった。先輩に、

「○○号室、点滴に行ってきまーす」

と声をかけて一人で病室に行くようになっていた。

検温（患者の体温や血圧・脈拍を測定する）は、最初こそ先輩が一緒だったが、すぐに一人で患者のもとへ行くようになった。


3南病棟の看護師長は包容力のある穏やかな人である。まるでお母さんだ。普段はおそらく会議などに出ているのだろう。あまり病棟にはいない。たまに病棟に来るときは、個室の患者と話し込んでいた。個室には重症患者がいると述べたが、実は地元のＶＩＰ患者が軽症でも入院していることがあった。そういう患者は師長が担当である。

そして主任（副師長）は、テキパキと働き、締めるところは締める厳しさもあったが、

やはり優しさのある人である。言ってみれば親戚のおばさんという感じ。先輩の看護師たちにも意地悪な人はいない。キツい言い方で指示を出すことがあっても、根は温厚なお姉さんたちである。

千里は学生実習のときに、病院の各病棟はすべて見ている。人には相性がある。いい人とか、悪い人とかではない。あの師長は自分に合わないとか、その主任の下では働きたくないとか、そういう好みがある。千里は3南の師長と主任に好感を持っていたので、ここに来られて本当によかったと思っている。

勤務が始まって最初の半年は、日勤だけだった。初任給は振り込みではなく現金で手渡された。手取りで16万円ほどだった。まだ夜勤をしていないので、安い金額になるのはやむを得ない。

千里はそのお金を大切に貯金した。同級生は週末に旅行に行ったりしていたが、千里はお金を大事にしたかった。母一人子一人で貧しく育った千里はお金の大切さが骨身に染みて分かっていた。この話はまたあとで詳しく語ろう。

医師は研修医を除いてあまり病棟に来なかったと前に述べた。でも、外科の部長先生が週に3回姿を見せた。経過の長い外科の患者が入院しており、そのおじいちゃんは腰に深い褥瘡《じょくそう》（床ずれ）ができていた。なぜだか分からないが部長直々に褥瘡の処置に通っていたのである。

千里は部長先生の処置に付くことが多かった。ベッドに紙シーツを敷き、洗面器を置いて、傷をお湯で洗う。最後はイソジンシュガーという薬をべっとりと塗る。かなり深い褥瘡で骨が少し見えている感じだったが、千里は物おじしなかった。でも、これは傷とか血に動じない性格というよりも、白衣を着るとスイッチが入るのだと千里は思っている。

病棟には研修医しか来ないので、部長先生と一緒に処置をしたことは千里に強い印象を残した。そして実はこのあとで、部長先生が千里の運命を変えるのだが、もちろん千里にはそんな予感は微塵もなかった。

看護師の仕事は三交代制である。

日勤　8時30分～16時30分

準夜勤　16時30分～24時30分

深夜勤　24時30分～8時30分

勤務が始まって半年すると、千里たちも夜勤帯に組み込まれた。日勤は大勢の看護師と一緒に働くが、夜勤は3人のみである。3人のうち1人がリーダーを務める。千里も新人でありながら時おりリーダーを任された。

たった3人で夜勤を務めるとはどんなに大変なのかと、みなさんは思うだろう。だが、ぶっちゃけて言えば、夜勤でやる仕事はほとんどない。準夜勤でする仕事は、夕食の食事介助くらいである。21時には消灯なので、患者は眠ってしまう。

深夜勤も同様だった。2時と4時にリーダー巡回があり、必要な患者に体位交換をしていくが、それ以外にやることはほとんどない。もちろん、ナースコールが鳴ることもない。ただ、初めてリーダーになった千里には全部の患者の看護記録を記入する仕事が加わった。

では、ヒマな夜勤の間に看護師たちは何をしているのだろうか。それはお喋りである。ナースステーションで看護師たちは世間話で時間をつぶしていた。

千里は準夜勤が好きになれなかった。夕方に病棟に出勤すると、日勤の看護師との間で引き継ぎになる。看護師たちは今から帰れるので、どことなくウキウキしている。千里は、これから仕事かと思うと気分が滅入った。

また千里は準夜勤のとき、出勤する前に仮眠をとろうと布団にもぐって目をつぶるのだが、どうしても眠ることができなかった。そうしているうちに病院へ行く時刻になると本当にテンションが下がるのだった。

でも深夜勤は逆である。日勤の看護師たちと引き継ぎをするとき、みんなは冴えない表情をしている。千里は、朝5時から病棟を回り、ほとんど眠っている患者から次々と採血をした。だから、一仕事を済ませて少しハイな気持ちになっている。みんなのかったるそうな顔を見て、これから帰れると思うと、ウキウキするのだった。

では、夜勤は千里にとってつらい仕事だったのか、そうでなかったのか。答えは、ありがたい仕事だった。なぜなら日勤は3日も続けると激しく疲労が蓄積するからである。日勤を4日やってくれと言われると、もうギブアップという感じだった。夜勤は仕事量がぐっと減るので体力回復に役立った。それに夜勤手当の金額はかなり大きい。月の手取りが2万円から3万円増える。

1年目の冬。千里は初めて患者の死に立ち会った。その日は、準夜勤だった。千里が親しくしていた70歳過ぎのおばあちゃんは、日勤帯までは元気だった。ところが夜に急変した。リーダーが千里に医師を呼ぶように言った。担当医が駆けつけたときには、事切れていた。長い闘病だったから仕方がないことだ。

病室におばあちゃんの二人の娘と一人の息子が駆けつけた。その3人を背にして、千里は初めて死後の処置をすることになった。亡くなった人は「穴」から体液が漏れてくる。すべての「穴」に詰め物をしていく。娘さんから渡された着物をおばあちゃんに着せて、死化粧を施す。

そのおばあちゃんは千里のことをものすごく可愛がってくれていた。重症だから個室にいるはずなのに、千里が部屋へ行くといつもニコニコと笑顔で出迎えてくれた。「結婚はしているの？　まさかね」と冗談を言ったり、「いつも夜勤続きで大丈夫なの？」と体のことを心配してくれたり。化粧をしているうちに、そうしたたくさんの思い出が次々に湧き上がり、胸の内に込み上げてくるものがあった。

あんな話もしたな。こんな話もしたな。思いは尽きなかった。あんなに元気そうに見えたのに、こんなに突然逝ってしまうなんて。これからたくさん勉強して、おばあちゃんにいろんなことをしてあげたかったのに。千里は、看護学生時代から、看護師は患者が亡くなっても絶対に泣いてはいけないときつく指導を受けてきた。泣いたら仕事にならない。喜怒哀楽は患者の前では出してはいけないと教育されてきていた。でも無理だった。

泣いちゃいけないと思えば思うほど、鼻の奥がツンとする。ひく、ひく、ひく。千里は肩を震わせた。

すると後ろから娘の声が聞こえてきた。

「やっぱり若い人って、こういうときでも、おもしろいのね」

あ、誤解されているかなと千里は思った。でも、黙って処置に集中した。すべて終わって千里は娘たちの方へ振り返った。

涙と鼻水で顔がグシャグシャだった。

「泣いてたの？　ごめんなさい！　ああ、気づかなかった。本当にありがとうね」

千里は頭を下げて病室を出ると、洗面所でひとしきり泣いて顔を洗った。

病棟の仕事は千里にとって、おもしろいとも、つまらないとも、どちらとも言えなかった。最大の理由は看護学生時代に看護の基本ができていたために、実際に働いてからものすごくスキルアップする部分がなかったからだ。はっきり言えば、生活のために働いているという感じだった。

2年目になり、後輩たちが病棟に入ってきた。千里は後輩に自分の教わったことを教え、自分は自分の仕事をこなした。仕事は順調すぎるくらい順調で、なかばルーチンのように回っていた。

少し金銭的な余裕ができた千里は、勤務のあとに先輩の看護師や研修医たちと繁華街に繰り出すこともあった。軽くお酒を飲んで、たくさんお喋りしたあとは、カラオケに突入することが定番だった。千里のオハコは、松田聖子と中森明菜のヒット曲だった。バブルが弾けたあとだったが、街はそれでもまだまだ賑やかだった。

2　病院の怪談

「千里さん、出るのよ〜」

「って何がですか？　先輩」

深夜勤のときに休憩していると、先輩看護師の知佳子が言う。

「ほら、うちの病院って古いでしょ？　いろいろな話があるのよ」

「……」

「誰もいない個室からうめき声が聞こえてきたりとか。洗面所から女のすすり泣きが聞こえてきたりとか。みんな一度は経験しているのよ」

千里はごくりと唾を飲み込んだ。怖い話は超絶苦手である。

だいたい、この病院は廊下が薄暗い。特に、個室が並んだ西側の廊下。両サイドにずらりと茶色い木製のドアが並んでいて採光がない。夜になると廊下の電灯は豆球だけになるため、懐中電灯がないと歩くこともできない。

そして千里が最もイヤだったのは、廊下の突き当たりである。そこだけ、床から天井までガラスが嵌《は》め込まれていたのである。懐中電灯を持って廊下を進んでいくと、そのガラスに自分の白衣がぼんやりと反射して浮かび上がる。それが怖かった。

「出る」という話を聞かされてから2週間したとき、深夜勤で知佳子先輩が個室の患者の死に立ち会った。このとき千里は大部屋担当だったので、直接関わっていない。午前4時頃のことである

その患者は個室にいるくらいだから、病気は末期状態だった。排尿も自分ではできず、膀胱《ぼうこう》バルーンという管が膀胱の中に入れられていた。知佳子は袋に溜まった尿量をチェックしようとベッド脇でしゃがみ込んだ。記録板に〇〇ミリリットルと記入したとき、ある変化に気づいた。

その患者はいつも大きなイビキをかいている。それが今日はなぜか静かである。知佳子は立ち上がると懐中電灯で患者の顔を照らした。映画のストップモーションみたいに固まっていた。呼吸をしていない。

「ひっ」

思わず声が出る。亡くなっていたのだ。準夜勤の看護師からは「何の変化もありません」と引き継ぎを受けていたのに、急変したのである。知佳子は当直の医師に連絡を取った。

夜が明ける頃、千里は知佳子先輩からことの顚末を聞かされた。人の死は怖くない。看護師が怖いなどと言っていたら、仕事にならない。だけど、懐中電灯で照らしたら死んでいたというビジュアルが千里には恐怖だった。

知佳子先輩が目を細めて低い声で言う。

「ほら、ここって海に近いでしょ？　潮の満ち引きがあるのよ。4時頃って潮が引く時刻だから、その時間に患者さんが引っ張られていくのよ」

千里は思わず、ゾゾっとした。それにしても……。知佳子先輩は本当によく「つく」。「つく」というのは、死に立ち会ってしまうという意味だ。医師でも看護師でもよく「つく」人と、まったく「つかない」人がいた。知佳子は「つく」ことが非常に多かったので、重症患者がいる深夜勤に知佳子と一緒になる看護師は、「今夜あたりね」と言い合った。そして実際その通りになることが多かった。あまりにも当たってしまうことが多かったので、知佳子には「ステルベン知佳子」というあだ名が付いていた。ステルベンとはドイツ語で亡くなるという意味である。

千里は「どうかステルベン千里になりませんように」と神様にお願いした。

さらに2週間経った。この日も千里は深夜勤だった。ナースコールが鳴った。個室のおばあちゃんだった。

「はい、どうしました～？」

「引っ張られるんです」

「はい？　いま、行きますね」

千里は懐中電灯を持って廊下を進んだ。午前4時である。こんな時刻にどうしたのだろう。

部屋に入るとおばあちゃんは、ベッドが30度くらいにギャッジアップされており、上半身が少し立った状態で寝ていた。

「あ、看護師さん、すみませんねえ。引っ張られるんです。足首をつかまれて引っ張られていくんです」

「……」

千里が懐中電灯を照らしてよく見ても、おばあちゃんは全然ずり落ちていない。

「そうなんですね。引っ張られるんですね？」

千里は、おばあちゃんに「ずり落ちていませんよ」とは言わなかった。おばあちゃんの両脇に手を差し込んで、上へ持ち上げる「振り」をした。おばあちゃんに納得してもらうためだ。

「ああ、ありがとう。引っ張られるところだった」

ナースステーションに戻り、千里は「今のは何だったのだろうか」と怖くなった。まさか、海に引き込まれたのだろうか。そんなことあるわけない。寝ぼけていたのかなと考え直した。

それから2日後、そのおばあちゃんは亡くなった。

（やっぱり！）

千里は、背筋がゾゾっとした。

個室は要注意である。具合の悪い患者が多いので、何が起きるか分からない。だから、大部屋担当のときは気が楽だった。特に日勤であれば、まず怖い思いはしない。

その日、千里が大部屋を巡回していると、肝臓を悪くしたおじいちゃんがベッドにあぐらをかいて座っていた。検温をしても何も異状はなかった。ナースステーションに戻るとすぐにナースコールが鳴った。さっきのおじいちゃんだ。何も言っていなかったのにどうしたのだろう？　千里はすぐに大部屋へ向かった。

「どうしました？」

「麦が……」

「はい？」

「麦が降るんだ。麦が降る」

「……そうなんですね。麦が降るんですね」

「そうじゃ。麦が降るんだ」

「分かりました。上司に伝えますね」

千里には、電解質の異常（血液中のナトリウム・カルシウム・マグネシウムの濃度が異常になる）で幻覚を見る患者をこれまで何度か見た経験がある。もしかしたら、電解質の異常なのだろうか。おじいちゃんには何が見えているのだろう？　でも看護師２年目の千里には何も分からなかったし、何もできない。

ナースステーションに戻ると、千里はリーダーに報告した。

「大部屋の新井さん、麦が見えるそうです」

「はい、麦ねー。ドクターに連絡するね」

さいわい、この患者はそのあとに急変することはなかった。


千里には、個室からうめき声が聞こえてくることも、洗面所からすすり泣きが聞こえてくることもなかった。でも深夜勤のたびに、長い廊下の奥に映る自分の姿が相変わらず怖かった。

あるとき、千里は深夜に廊下を歩きながら、(これは自分がしずしずと歩いているからいけないのでは？)と考えた。自分が廊下をゆっくり歩くと、ガラスに映った白い影もゆっくりと揺れる。あの影って自分だよね？　お化けじゃないよね？

千里は懐中電灯を握った右手を突き上げてみた。影も同じように動く。やっぱり自分だ。そこで千里は、両手をバタバタ振り回し、がに股歩きで左右に体を揺すりながら廊下を進むことにした。大丈夫。影も同じ動きをしている。これなら怖くない。

ガラ！

個室のドアがいきなり開いた。

「千里さん！　あなた、何やっているの？」

千里は心臓が口から飛び出そうだった。

「す、すみません。怖かったもので！」

「あなたの方が怖いわ～！」

これ以来、千里は手足のバタバタの動作を小さくした。


ホラーは思わぬところからやってくる。千里がナースステーションで点滴のラインを組んでいると、先輩看護師の美奈が白衣を血で赤くして駆け込んできた。

「どうしたんですか！」

「採血、失敗しちゃって！」

美奈先輩は洗面台で手を洗い、アルコール綿球で白衣の血液を拭き取っていく。

実は千里はそれほど驚いていない。美奈先輩はよく採血を失敗するからだ。

採血の手順はこうだ。まず駆血帯（ゴム紐）で患者の二の腕を縛る。患者に拳を握って「グー」をしてもらうと、肘の内側の血管（静脈）が浮かび上がる。そこに目掛けて針を刺す。注射器の内筒を引くと、注射器の中に血液が入ってくる。

ここで！　駆血帯を外す。次に「グー」をやめてもらう。そうすると血管がしぼむ。針の刺さっている場所にアルコール綿を当てがい、針をさっと抜く。

千里は1回、美奈先輩が採血をする場面に立ち会ったことがある。彼女は東京の私立大学の附属病院から、この病院へ転職してきた看護師だった。大学病院では採血は医師の仕事で、看護師は採血や点滴をしない。美奈先輩は優秀な看護師だったが、採血にまったく慣れていなかった。

いや、慣れていないというより、すぐにパニックになる。血液を注射器に吸ったあと、駆血帯を外すのか、注射針を抜くのか、その順番が分からなくなる。で、駆血帯を外さずに注射針を抜いてしまう。すると血液が噴出するのである。

美奈先輩は、手を洗い終えて白衣の血をきれいにすると、千里に言った。

「千里さん、悪いけど、採血、替わってくれる？　ちょっとしか採れなかったの」

「はい。分かりました」

美奈は採血自体もうまくなかったのであった。

こういうことを繰り返し、いつしか美奈は「返り血の美奈」と呼ばれるようになった。
3南病棟にはホラーがたくさんあった。

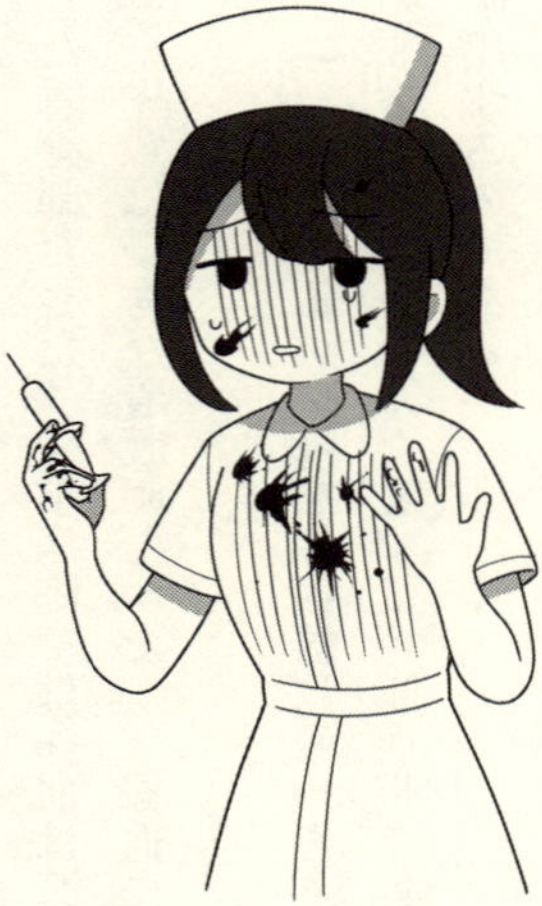

3　白衣の天使、隠れてシシャモを焼く

夜勤にはいい面もあれば、しんどい面もあったことはすでに述べた。ただ、これだけは間違いなく楽しいと思えることがあった。それは真夜中の晩餐会である。

3南病棟の勤務シフトは、前日が準夜勤だと翌日は深夜勤になる。二日続けて夜勤である。準夜勤のとき、3人の看護師は、翌日の食材を相談する。ルールとして、一人は主食、一人はおかず、一人はデザートと決まっている。そこで話し合いを行い、「私はお米！」「じゃあ、私はメザシを持っていくね」「うーん、私はエクレア」といった具合に担当が決まる。

深夜勤に入る前の昼間に、看護師たちは買い物に出かけ、食材を揃える。そして病院に寄って、準夜勤の看護師たちに食材を渡しておく。

この食事会は、深夜勤の看護師が、「おつかれさま！」の気持ちで準夜勤の看護師たちをもてなすという意味合いで行われている。でも実際は、お米を炊くのは、深夜勤の看護師が来る前の段階で、準夜勤の看護師たちがやっていた。

ナースステーションの隣の小さなキッチンには、炊飯器もあったし、オーブントースターもあったし、電子レンジもあった。だからお米を炊くのはもちろん、焼きものや温め直しもできた。

さらに言うとフライパンもあった。あるとき、みんなでフライパンを使って焼きそばを作ることにした。料理を始める寸前で油がないことに気づき、咄嗟に冷蔵庫からドレッシングを取り出し、油の代わりにした。ドレッシングで炒めた焼きそばは絶妙に美味しかった。

千里が深夜勤のために階段を上がって病棟に近づくと、お米の炊けた匂いと魚が焼けた匂いがすることがよくあった。晩餐会の準備はすでに万端という感じである。

引き継ぎが終わると、準夜勤と深夜勤の看護師6人で食事をしながらお喋りが始まる。まずはバカ話から始まる。でも毎回、会話は必ず患者の話になっていった。

引き継ぎが表の話、あるいは公的な話だとすると、食事会での話は裏の話、もしくは私的な話である。でもその耳から耳に伝わる話の中には看護の重要なポイントが含まれていた。

「大部屋の○○さん、ちょっと面会が少なくて寂しそうなんだけど、どう思う？」

「主任さんに言って、家族に連絡した方がいいかも」

「個室の○○さん、清拭のときに腰が少し赤くなっているでしょ？　本人、言わないけど、痛いみたいなの」

「ああ、じゃあ温かいタオルを少し当ててあげるといいよ。拭かないで、押す感じで」

「大部屋の○○さん、ちょっとお腹が張っちゃって。摘便のタイミングかもしれない」

「あ、私も少し思った。明日、日勤に引き継ごうよ」

千里は、看護記録に残っている文章だけが看護の肝ではないと悟った。患者からこんな不満も出ているとか、この患者にはこんな一面もあるのだとか、知らないことをたくさん教えてもらうことになった。

中には何でこんな重要なことが引き継がれていないのだろうと不思議に思うような内容もあった。おそらく、引き継ぎというのはどうしても形式張ってしまい、患者の検査データなどの客観的な情報の交換になってしまうからなのかと千里は思った。深夜に交わされる情報交換には生きた看護ノウハウが詰まっている。もう一つ付け加えておけば、先輩の失敗談を聞けるのも勉強になる。

千里は就職してから、ある意味で成功の連続だった。でもそれでは技術がまったく向上しない。人は失敗からしか伸びていくことはできない。先輩の話を聞いていると、入職したばかりのころは、自分は本当に無知だったなと思えるのだった。

新人の千里は先輩に命じられてある患者にブロンプトン・カクテルを飲ませていた。当時の千里は、ブロンプトン・カクテルが何であるかを知らなかった。これは、末期がんの患者に使う、痛み止めのモルヒネとアルコールのカクテルである。

千里は患者に「はい、これを飲んでください。飲みましたね？　口を開けてください。はい、大丈夫ですね！」と明るく声をかけていた。

でもこれもよく考えれば失敗談に入るかもしれない。千里が病棟デビューを果たし、うまくいっていたのは、あくまでも表面的なことだったのかもしれない。先輩たちはもっと深い看護をしていたに違いない。

自分の役割は、薬を飲ませることではなく、末期がんの患者の心情を理解することだったはず。それがまったく分かっていなかった。先輩たちの誰からも怒られたわけではなかったけれど、千里は1年前の自分を振り返って、もっと患者の気持ちを理解しなければいけないと反省した。

真夜中の晩餐会でたくさん話をしていく中で、千里は先輩たちとさらに仲を深めた。心の距離がぐっと近くなった。師長も主任も大好きだったけれど、この場に二人がいないことは千里にはよかった。いくら大好きな二人でもやはりその場にいたら緊張する。ざっくばらんに話せるこの雰囲気が好きだったし、先輩たちが真剣に看護を考えていることがうれしい。

さて、夜食が残ることがある。朝に二人の補助看護師が出勤してくると、炊飯器に残ったご飯をお握りにする。具は、やはり余ったおかずだ。二人は本当に手際良く、ササッとお握りを結んだ。

研修医は病棟にたいていお握りがあることを知っているので、3南病棟に上がってくると、補助看護師に「お握り、ありますか？」と聞いてきた。若い研修医は食欲旺盛なくせに朝ご飯を食べるという習慣がないことが多い。腹を空かした研修医たちは、ガツガツとお握りを口にした。

なお、千里はこの二人の補助看護師が大好きだった。気が良く、よく動き、働くことが楽しそうだった。年齢は50代だったんだろう。千里にはそれ以上に年上に見えた。頼れるおばちゃんだった。千里はこの先も、この二人とずっと仕事をしていくことになる。それはまた先の話だ。

食べ物の話を続けよう。この時代、看護師が患者家族からお礼の品をもらうことは当たり前の習慣だった。千里たちは、「海が見える最中《もなか》」をもらうことが圧倒的に多かった。最近販売されるようになり、この町の銘菓になりつつあった。

その最中のあんこの中には餅が入っている。あんこと餅のバランスが絶妙で、千里は最初に「海が見える最中」を食べたとき、この世にこんなに美味しいお菓子があるのかと感激した。

どの患者も退院のときに「海が見える最中」を持ってきた。みんなが最中である。食べ続けていると、いくら何でも飽きる。看護師たちもだんだん手をつけなくなり、ナース控え室のテーブルには最中が残るようになった。千里も飽きた。

でも、千里はもったいないと思い、最中をかき集めるとアパートに持って帰った。母に食べさせてあげたかった。千里の母親もこういう贅沢品は食べたことがなかったのである。

最中バブルが崩壊したあるとき、患者の家族のおじさんが朝一番に生シラスを発泡スチロールの箱いっぱいに持ってきた。まだ深夜勤の千里が残っている時刻だった。おそらく朝早くに漁に出てシラスを捕ってきたのだろう。千里は生シラスを見るのは初めてである。

「新鮮だから、すぐに食べろ、すぐに食べろ。うまいぞ〜」

おじさんは、満面の笑みで千里たちにすぐに食べることを勧めた。そうだ、確かに鮮度が命かもしれない。

日勤との引き継ぎ前に、早い朝食が始まった。ラッキーなことに、深夜のご飯がまだ炊飯器に残っている。お茶碗にご飯をよそい、生シラスを載せ、醬油をたっぷりとかける。捕れたての、生きているシラスだ。飲み込むように頰張ると、これがメチャメチャに美味しい。ご飯がなくなると、生シラスをスプーンですくい、醬油を垂らしてかっこんだ。

千里はこんな美味しいものを食べたのは生まれて初めてだと思った。究極のメニュー

（当時の漫画）である。そしてその後の人生でも生シラスを食べたことはない。最初にして最後の生シラスは極上の逸品だった。

真夜中の晩餐会がほかの病棟でも行われていたのか、実は千里は知らない。いつから始まった習慣なのかも、師長がその存在を認識していたのかも、知らない。もしかしたら3南病棟だけの習慣だった可能性もある。シシャモをこんがり焼いたこともある。今であったら病棟で魚を焼いたら一発でアウトだろう。だが、この時代はそれが許された。みんなと食事するのは楽しく、家族的な団結を深めることになった。

そして看護師同士で深くコミュニケーションを取ることで、看護の深い部分を学べるということを知った。耳学問という言葉があるが、それは本当だ。

清拭の方法も、下の世話も、こうすればもっと患者に負担がないとか、患者とのコミュニケーションの取り方の要領なども、座学とは異なる実践的なコツを伝授された。教科書に載っていないことを先輩たちから耳を通して教わることで、千里は看護の力をつけていくことになったのだった。

4　オペ室勤務を打診される

千里が朝、出勤すると病棟に師長がいた。師長は何やらウキウキ顔である。

（あ、これはベッド移動だな）

千里はピンと来た。ということは、昨夜に個室の誰かが亡くなったということだ。先輩に聞いてみると芹沢さんだと言われた。そうか……しかたないよね。もう危なかったからね。

深夜勤の看護師との引き継ぎが終わると、師長はポンポンと手を叩いてみんなを集めた。

「はい、ベッド移動です。みんな集まって」

個室に入っている患者は（一部の例外を除き）、みんな重度の病気である。だが、その重さにも少し差がある。ターミナルに近い患者、目を離せない患者は、少しでもナースステーションの近くの部屋に入れたい。

また、一時は危ないと思っても持ち直した患者は、必ずしも近くでなくてもいい。そこで一人患者が亡くなると、スライドパズルを動かすようにベッド移動（患者移動）をするのである。

たいていは、3人から4人の患者を一斉に動かすことになる。まず大事なことは、どの患者が最も重症でナースステーションの近くに置くべきかという判断。そして次に大事なのは、どういう手順でベッドを動かしていくかという戦略である。

ふだん病棟にいない師長は、なぜか患者の重症度をものすごくよく理解していた。そしてベッド移動の指揮を執ることが大好きだった。大好きというのは、師長が嬉々として指示を出すので、千里はそう思っているのだ。

「じゃあ、Aさんをナースステーションの隣に。Bさんは、落ち着いているから、いったん部屋から出して廊下で待機。Cさんも少し遠くへ離します。その部屋にDさんを入れましょう。ちょっとハルン（尿）が減り気味だからね。廊下で待機のBさんは、最後に空いた部屋に入れて。じゃあ、やりましょう！」

看護師総出である。二人の補助看護師も手伝う。

ベッドはけっこう重い。最低でも二人はいないと運ぶことができない。千里が驚いたのはマイベッドを使っている人がいることだ。入院生活が長期になると、自分に合ったベッドを購入して自分用として使っているのだ。リッチな人なのだろう。こういうベッドは、病院のベッドよりもさらに重い。3人以上で運ぶことになる。

もちろんベッドだけではない。床頭台《しょうとうだい》もある。床頭台とはベッドサイドに置かれた、患者の日用品を収納する台のことだ。小さなテーブルも付いているので、水差しやコップを置いたりもできる。けっこう高さがあるので、やはり一人で運ぶのは難しい。

さらに衣装ケース。ほとんどの患者のベッドの下に衣装ケースがあり、その中に下着から部屋着までびっしり入っている。衣装ケースはタイヤが付いていないため、これも一人で運ぶのは無理だった。

さながらプチ引っ越しである。千里にとってベッド移動はかなりの重労働だった。たぶん、みんなもそう思っているはずだ。スライドパズルがすべて終わると、師長はご満悦という表情になる。

「ごくろうさま！　みなさん、今日も一日がんばって！」

千里は、肩で息をしながら、もう一日分働いたと思った。

患者が亡くなる。ベッドが空く。そのベッドがどうなるか、みなさんはご存じだろうか。ベッドには薄いマットとシーツが敷かれている。マットとシーツは院内でクリーニングされる。残ったベッドはそのままである。

つまり、そのベッドは、言ってみれば事故物件である。次に来た患者はそのことを知らずに、新しいシーツの事故物件で寝る。そうと知ったら患者は気分が悪いだろう。しかし病院とはそういう所である。ステルベン（死亡）の発生は日常茶飯事だ。

さて、ベッド移動が終わった翌日。ステルベン知佳子が個室のおばあちゃんの朝食介助をしていた。スプーンで全粥《ぜんがゆ》をすくい、おばあちゃんの口の中に持って行く。おばあちゃんは、ゆっくりと口を動かす。

2回、3回と繰り返したところでおばあちゃんのモグモグが止まった。

「小松さん！　小松さん！」

名前を呼んだが反応がない。動きが完全に停止していた。思わず脈を取ったが、何も触れない。そのとき、個室の前を千里が通りかかった。

「千里さん！　先生を呼んで」

「どうしました？」

「ステルベンみたい」

こうして二日連続でベッド移動になった。


千里は勤務2年目の年末を迎えた。この時期は病棟から先輩たちの姿が消える。みんな家族を持っているから、正月を実家で過ごしたい。だから休みの希望が集中するのである。

一方、若手の千里たちは、年末年始は働きたかった。この時期は遊びに出かけると何につけても料金が高い。別に帰りたい実家があるわけでもない。それなら働いていた方がいい。遊びに出かけるなら、繁忙期ではなく閑散期がいい。だから、若手と先輩たちは、休みたい日の希望がまったく逆の関係にあった。年末年始とお盆の時期は、恐ろしいくらいに病棟には新人しかいないのであった。


年が明けて千里が処置室で点滴の準備をしていると、珍しく師長が入ってきた。

「ちょっと千里さん。オペ室に興味ある？」

「はい？　オペ室ですか？　ええ、はあ」

「自治医大のオペ室に行く気ない？　自治医大。自治医科大学附属病院。栃木県の」

「え！」

千里の胸は高鳴った。

（自治医大って何かカッコいい。それにオペ室って響きがカッコいい。オペ室のナース、それってできる人ってやつ？）

「私、行きます！　でも、でも……母に相談させてください。うちは母子家庭なんです」

「分かりました。ちょっと考えてから返事をちょうだいね。千里さん、知っているよね。1年後の夏に新病院ができます。今度の病院は広くなるし、患者も増えると思う。手術の件数も増えるはずだから、1年後に新病院のオペ室で働いてほしいの」

「はい！」

千里は病棟勤務の2年が終わろうとしていた。もうだいたいすべてのことは知った気になっていたし、手詰まりを感じていた。自分はここにいてもこれ以上、伸びないだろう。自分はもう頭打ちだという気持ちがある。

だから違う所に行くのはありだと以前からずっと思っていた。でも具体的にどこかというと、いい候補がなかった。

産婦人科病棟はどうかな。あそこは助産師さんが幅を利かせていそうだ。内科病棟……あんまり得意じゃないと思う。整形外科病棟？　ムリムリムリ。そう考えるとやっぱり自分には、この病院の中で行く病棟がない。そうすると俄然、自治医大のオペ室は魅力的に見える。

実はこのとき、千里は自治医大が国立なのか私立なのかも知らなかった。もちろん、医療過疎地へ医師を派遣するための病院ということもまったく知らなかった。でもそんなことはどうでもよかった。千里には大学に対する強い憧れがあったのである。

千里の看護学校の同期には卒業後、東京の私立大学の看護学部に進学する者が何人かいた。そしてそのまま大学病院に就職している子もいた。それがすごく羨ましかった。返り血の美奈も東京の大学病院から来た先輩。採血はイマイチでも看護計画の立て方が抜群で、やはり憧れの先輩だった。

千里も本当は大学に行きたかった。でもお金がなかったので断念した。それどころか奨学金をもらい、この海が見える病院で3年間は働かなくてはならない。お金があれば、自分はもっと勉強をしたかった。今そのチャンスがやってきている。

オペ室のナースになる。それって手に職をつけるというイメージがある。自分もプロフェッショナルなナースになってみたい。

この病院のオペ室のナースは怖いと看護師の間で評判だった。千里も何度か、3南病棟から手術患者をオペ室に送り出したことがある。短時間の引き継ぎだったけど、オペ室ナースはキリッとしていて、怖かった。そしてカッコよかった。震えるくらいカッコよかった。同じ看護師でもこんなに違うのかと思った。

自分ももし自治医大に行けば、あんなふうになれるのかな。なってみたい。あんなふうにカッコいいナースに。今この病院でオペ室に異動になっても怖い目に遭うだけだろう。力の差がありすぎる。でも1回、自治医大を経由すれば？

自分が手に職をつけていれば、あの怖い先輩看護師から教わらなくてもいい。基礎を身につけてから帰ってくれれば、先輩たちと渡り合えるかもしれない。師長の話では、1年後にオペ室勤務になることが確約されているみたいだ。すっごくいい話かもしれない。

その日、千里はアパートに飛んで帰った。すぐに母親に自治医大の話をした。

「お母さん、栃木県の自治医大のオペ室に来年から1年間研修に行くのはどうかっていう話を師長さんからいただいたの。自治医大に行けば、すごくできるようになるかもしれないし、自分にはいいイメージがあるの。私、自治医大に行きたいんだけど、どうかな？」

すると、母は二つ返事で「行ってきな。行きたいなら、行っていいよ」と自治医大行きを許した。千里は「私、行く！」と声を上げげた。

1年間母と離れて暮らすけど、寂しさよりワクワク感の方が圧倒的に上回った。翌日、千里は出勤すると、師長に「行きます！」と返事した。こうして千里の自治医大行きが決まった。

千里がオペ室ナースを目指すことになったことは、すぐに病棟で評判になった。看護師からだけではなく、医師からも声をかけられた。

「来年から自治医大に行くんだって。すごいね！」

「手術室で今度一緒に働けたらいいね！」

若い内科医や眼科医から声をかけられて、千里はウキウキした。しかし一人だけ水を差すようなことを言う医師がいた。若い外科医だった。

「オペ室に行くって何がいいの？」

何がいいって、行きたいから行くのだ。

「……」

「オペ室のナースなんかになって、どうするの？」

千里はその外科医に言い返さなかった。「なんか」とは何だろう？　もしかしたら、外科医というのは、器械を出す看護師を、外科医の手伝いくらいにしか考えていないのかもしれない。見下しているのかも、と思った。

そうだろうか。そういう底の浅い世界だろうか。オペ室には、単なる外科医の下働きではない、もっと大事な役割とか、仕事の重さがあるような気がしてならない。千里は外科医の言葉を気にかけないように心の中から振り払った。でも、この言葉はその後もずっと千里の心にトゲのように刺さり続けていた。

当時、海が見える病院と自治医大病院の間でどういう提携があったのか、千里はまったく知らない。いくつもの県境を越えてやっと辿り着くくらい、距離も離れている。おそらく、自治医大には看護師不足の問題があり、海が見える病院には新病院のオープンに備えて看護体制を充実させたいという考えがあったのだろう。両病院の提携はその後も数年にわたって続いたと聞いている。

結局その年度、千里を含めて4人の看護師が自治医大へ研修に出た。千里以外の3人は、救急部と小児科と内科が研修先だった。その3人は、みんな千里がよく知っている看護師だった。病棟の先輩とか、近所に住む昔からの幼馴染とか。自分一人でないことは千里にとってとても心強かった。

千里にしてみれば2年間の助走が終わったという感じである。今度の春からは新しい世界に飛び込む。そこがもしかしたら、自分にとって最も似つかわしい場所なのかもしれない。千里には期待しかなかった。

第二部
自治医大へ武者修行

5 器械を覚える

1996年（平成8年）に千里は22歳で自治医大病院へ研修に出ることになった。引っ越しにお金をかけたくなかったので、車に家財道具を詰め込むことにした。また自治医大のある場所はそうとう田舎で、車がないと生活できないと聞かされていた。

愛車は日産マーチ。20万円で買った中古車である。そこに、小さな炬燵《こたつ》、炬燵布団、寝具、服の一式を押し込む。栃木は冬が寒いので、炬燵は必須である。台所用品などの細かいものは現地で調達することにした。

千里は、極度の方向音痴だった。いったい、車で自治医大まで辿り着けるのか不安である。

（どうしよう？）

ナビゲーションのない時代である。千里は道路地図帳を広げて考え込んだ。不安なまま何日か過ごしていると、学生時代からの友人で、今は会社勤めをしている子が、この春、故郷の栃木に帰るという。相談してみると、その子は運転免許を持っているが、車は持っていなかった。

「いいよ、栃木まで運転していくよ」

「まじで？ ありがとう。助かる」

そして3月31日の朝早くに二人はマーチで出発した。栃木は遠かった。22歳の二人は、女子トークで盛り上がりながら、そして途中で休憩を挟み、ようやく夕方に栃木県に入った。自治医大病院に到着した頃には暗くなっていた。

病院から歩いて10分の所にJRの駅がある。そこで友人と別れた。千里は車を病院の敷地内へ入れ、看護師寮にようやく辿り着いた。とりあえず布団だけを持って1階の自分の部屋に入る。7畳のワンルームだ。お菓子を食べて眠った。

翌朝になって寮を出て、病院の全景を見渡して度肝を抜かれた。巨大な病院である。とにかく大きい。その大きさに千里は圧倒されながらも、ワクワク感がさらに高まった。

病院は東西南北に十字の形をしており、さらにその周囲を四角く病棟が取り囲んでいる構造である。高さは8階建て。高いというよりも、横に広がっているという印象だ。あとになって知ったことだが、自治医大病院のベッド数はおよそ1100。海が見える病院が約350床なので、その差は歴然である。

初日からさっそくオペ室でリーダーからのオリエンテーションが始まる。千里は更衣室で手術着（ブルーの色をしているのでブルー衣と呼んでいた）の上下に着替え、キャップを被って髪の毛を納め、ラウンジに集合した。中を案内してもらうと14のオペ室が「コ」の字にずらりと並んでいる。中央には手洗い場があった。

千里たち新人が最初にやることは、器械の名前を覚えることである。外科医たちが使う器械の数は、膨大である。

また、手術を行うのは外科医だけではない。外科医は主に消化器と乳腺の手術をする。そのほかにも、手術をする医者は、脳外科医・眼科医・耳鼻科医・口腔外科医・呼吸器外科医・泌尿器科医・産婦人科医・整形外科医・皮膚科医・形成外科医がいる。科によって使う器械が異なり、すべてを合わせるとちょっと数えきれない種類になる。

一度にすべてを覚えるのは誰でも無理だろう。そこで、まず最も基本的な器械を覚えるために、リーダー看護師は外科で使う「開腹一式」のセットをみんなの前に持ってきた。洗浄は終わっていて、これから滅菌にかける器械だ。

開腹一式とは、外科医が患者のお腹を開けて、胃がんに対して胃の部分切除をして（リンパ節郭清《かくせい》はせず）、お腹を閉じるのに必要な器械のことである。千里はそれこそ鑷子《せっし》（ピンセット）くらいしか見たことがなかった。

その一式に含まれていたのは……メス・コッヘル・ペアン・モスキート・ミクリッツ・ケリー・ブルドッグ・アリス・アノイリスマ・ヘプネル血管鉗子《かんし》・ドワイヤン腸鉗子・バウフワンドハーケン・スパーテル・持針器・開創器・ケント鉤《こう》・ハサミなど。さらに細かく種類がある。

メス一つをとっても、円刃刀《えんじんとう》と尖刃刀《せんじんとう》の2種類がある。さらにサイズ違いがある。鑷子も解剖鑷子・アドソンの無鉤《むこう》鑷子・アドソンの有鉤《ゆうこう》鑷子。針の種類もさまざまで、丸針と角針の違いのほかに大きさの違い。持針器もヘガールとマチュー。ハサミは直剪《ちょくせん》刀《とう》と曲剪刀《きょくせんとう》、さらにメッツェンバウム剪刀の短いやつと長いやつ。虹彩《こうさい》剪刀もメイヨー剪刀もある。

糸となると、種類と太さがいくらでもあった。絹糸・ナイロン糸・バイクリル・プロリーン・マクソン・ニューロロン・サージロンなどなど。それぞれに太さが5段階くらいある。

千里はその数々に圧倒され……なかった。たくさんの器械を見せられて名前を教えられても、まったく混乱しなかった。千里にはここで生きていこうという気合があった。だから覚えるのは当たり前である。そして実際のところ器械の名称を覚えるのは苦にならなかった。はっきり言って3南病棟で患者の検査データを覚えるより簡単である。

開腹一式を基本にして、それより単純な手術、たとえば胆嚢《たんのう》摘出術なら器械を減らせばいい。それより複雑な手術、たとえば胃の全摘出術とリンパ節郭清ならば、さらに器械を増やせばいい。器械室にはステンレス製の棚に、種類ごとに器械が収納されていた。リーダー看護師は、引き出しを一つずつ開けて器械を見せてくれる。これが、GIA……消化管自動吻合器《ふんごう》みたいに。

名前を覚えれば次は使い方だ。ただし、器械の使い方は、術者によって「好み」みたいなものがある。それでも一般的なルールはある。特に注意しなければいけないNGルールを厳しく教え込まれた。

角針を持つ持針器は、かならずマチュー。丸針の場合はヘガール。ヘガールは先端がダイヤモンドになっているので、角針を持つと傷む。

コッヘル鉗子とペアン鉗子は、組織をつまむ（挟む）手術の最も基本的な器械だが、両者の最大の違いは、コッヘルの先端には鉤がついており、ペアンにはついていないことだ。だからお腹が開くまではコッヘルを使うが、お腹が開いたら（腸が露出したら）、ペアンしか使わない。コッヘルの鉤で腸を傷つけるリスクがあるからだ。

千里はＮＧルールを心に深く刻んだ。こういうミスをすると、その看護師は絶対に外科医に信頼されないはずだと思った。


手洗い（手の消毒）はオペ室で働く人間にとって基本中の基本なので、千里は少し緊張しながら教わった。

20台くらい並んだ洗面台の前に立ち、まず石鹸で手を洗う。次に足踏みペダルを踏むと、手の平サイズのブラシが出てくる。同様に足踏み動作でイソジンが流れてくるので、それをブラシで受ける。

ブラッシングは爪先から始めて、指、手首、肘まで進めていく。この際、指先を上にして、肘は下げる。洗った液体は汚いと考える。指先を下げると汚い液が指につく。肘の先端から液体が滴るのが正しい。

指を消毒するときは、指を六面体に見立てる。指の腹側の正面・左・右。指の背側の正面・左・右。漫然と消毒せずに、六面体を磨く。最後にまた足踏みで水を出し洗い落とす。この動作を2回繰り返すと、手は消毒された状態とされる。

次は、滅菌手術着を補助看護師に着せてもらう。術衣の背中側には紐がついているので、補助看護師はその紐を利用して看護師や術者に着せる。最後に紐を結ぶ。滅菌手袋を清潔操作で着用すれば完成で、その人は「清潔」な人間となる。

ただし、術者の背中と足元は「清潔」とは見做《みな》されない。同様に頭と顔も「清潔」ではない。腕と胸、腹までが「清潔」区域と考えていいだろう。


オペ室看護師の仕事は2種類である。一つは器械出し。手術チームの一員となり、器械台に載せた器械を術者の指示にしたがって素早く術者の手の中に入れる。もたもたすれば手術時間が延びる。術者もイライラする。素早く適切な器械を術者に渡すことが大事だ。

もう一つは外回り。術衣は着ないで、ブルー衣のままである。手術野をよく見て、手術記録用紙に記録をつける。○○時○○分、開腹……とか、○○時○○分、胃を切り離す……とか。

手術室の天井には無影灯という照明が大小二つ付けられている。上下左右、自由自在に照らす方向を変えることができる。無影灯という名前を聞くと何か特別に影を作らない照明装置なのかと思われるかもしれないが、普通に影はできてしまう。特に術者が手術野を覗き込むと、自分の頭の影で術野が見えなくなる。

すると、術者から「影！」という声が飛ぶ。外回りの看護師は無影灯を動かし、術野に光を入れる。理屈としては、術者の肩越しに光を入れれば術野がよく見えるはずなのだが、実際にやるとこれがなかなか難しい。

そして出血量の測定。術者にとっても麻酔科医にとっても、手術とは出血との闘いである。

外科医が術野の血液を取り除く方法は二つ。一つは吸引管で血を吸うこと。吸った血は大型のボトルに溜まるので、外回りの看護師は定期的に吸引瓶の目盛りを読んで麻酔科医に伝える。

もう一つはガーゼによる圧迫。術者の足元にはバケツが置かれている。術野の血液をガーゼで拭うと、そのガーゼをバケツに捨てる。外回りはそのガーゼを「火バサミ」（トングのようなもの）で拾い、秤で重量を測定する。重さが100グラムであれば、出血は100グラム＝ミリリットルと考える。

麻酔科医は、吸引の量とガーゼの重さで出血量を把握し、輸血をするかどうか決める。


千里は外回りの見学から始めた。最初は胃切除だった。指導の看護師が外回りをしながら、要点を教えてくれる。

二人で術野を覗き込みながら、先輩が囁《ささや》いてくれる。

「今、大網《たいもう》を処理しているところ」

「胃を切り離したわね」

「胃と小腸の吻合が始まったね。これがビルロートII法というやり方」

千里は座学も十分にしていたが、実際の手術を目にするのは、教科書を読むのとは全然違う世界だということを改めて知った。目に焼き付けること、耳から情報を入れること、そのことが千里の真の勉強になった。

無影灯の操作もやってみた。ガーゼの重さも測ってみた。手術記録用紙に記載もしてみた。

胃部分切除を基本として、これより簡単な手術、これより難しい手術の外回りをこなし、先輩のＯＫが出たところで独り立ちした。外科だけでなく、他科の外回りもどんどん任された。

外回りができれば次は器械出しだ。やはり外科の胃部分切除とか胆嚢摘出とかが基本になる。外科の定型的な手術ができれば、少し難易度の高い胃の全摘術とかリンパ節郭清とかの器械出しも任せてもらえる。外科の次は、眼科、耳鼻科、呼吸器外科、泌尿器科、整形外科と、いろいろな科の器械出しを次々に経験していった。

そうした中で千里は、器械出しは看護師同士のチーム医療であることを学んでいった。器械台の上にペアンを並べる。その位置は左端。ハサミは中央。電気メスは右端。そういう並びにはルールがある。自分が使いやすいような位置に置いてはいけない。手術が長時間になると、器械出しの看護師は休憩交代をすることがある。そのときに、自分勝手に器械を並べてしまうと交代した看護師が困るからだ。

自治医大に来てから季節は春から夏になった。千里は自分の仕事が流れに乗ってきたことを感じていた。

オペ室内での仕事がうまくできるようになると、千里は「術前訪問」のために病室へ足を運ぶようになった。明日に手術を控えた患者に面会し、手術室に入るまでの流れや麻酔の手順を説明したり、患者の不安を聞き取ったりする。麻酔がかかるまで話しかけていてほしいとか、手を握っていてほしいと言われたりすると、その要望に応じるようにした。

すべての患者に術前訪問をするのは、時間の制約もあるためなかなか難しかったが、できる限り病棟へ足を運んだ。これも楽しかった。ときどき迷子になって、行きすがりの看護師に「ここ、どこですか？」と聞いたりしたが。

6　血のガーゼが降ってくる

夏になり、千里は肝臓がんの手術の外回りを担当することになった。肝切除は、初めてである。先輩から「ヘパテク（肝切除）はけっこう出血するよ」と教えられていたが、何とかなるだろうと千里は踏んでいた。

「では肝右葉切除、始めます！」

「よろしくお願いします！」

外科医と器械出しの看護師の声が響き、手術が始まった。

胃切除ではみぞおちから臍の下まで縦に一直線に皮膚を切開するが、肝切除では、胸のすぐ下を湾曲を描いて横に大きく切開する。

「コッヘル！」

「コッヘル！」

「電気メス！」

ジジジ、ジジジという音と共に、肉が焦げるにおいがし、ほのかに煙が立ち上る。外科医たちはゆっくりとお腹を開いていった。

千里は開腹時刻を記録用紙に記入し、高さ30センチほどの足台（踏み台のこと）を執刀医の後ろに置き、そこに乗って手術野を覗き込んだ。赤い肝臓が見える。食材のレバーそのものだと思った。

「光当てて！」

術者の声で、千里は無影灯のフレームを握って角度を調整し、焦点のツマミを回して光を一点に当てた。肝切除は、最初に肝臓に流入する血管を縛る必要がある。肝動脈と門脈である。外科医たちは丁寧に血管をあらわにしていった。

1時間くらいして肝臓の右葉に行く血管をすべて縛り終えた。いよいよ肝臓を半分に切って右半分を取り出す番だ。出血するとすれば肝臓を割っていくときである。

「CUSA《キューサー》（超音波外科吸引装置）、用意して！」

千里は、冷蔵庫くらいの大きさのある機械本体の電源スイッチを入れ、超音波のパワーと吸引のパワーをそれぞれ標準の目盛りに合わせた。執刀医は棍棒のように太い超音波メスを手にして、「いいですね！」と全員に声をかけると肝臓に切り込んでいった。

ギーンと超音波メスが肝臓に食い込んでいく音と、同時に組織片を吸引していくズルズルズルという音がする。

助手の外科医たちは、ガーゼで手術野を拭ったり、吸引器で溜まった血液を吸い取ったりして視野を確保していた。

千里は足台から下りると、肝切除開始の時刻を記録し、吸引瓶に溜まった出血量をチェックした。けっこう血が出ている。

「吸引、１００です！」

千里は麻酔科医に報告した。次は出血カウントだ。「火バサミ」でバケツからガーゼを拾いあげ、秤に載せる。10や20だったらまだ報告は早い。合計で１００グラムになったら麻酔科医に知らせればいい。

千里はオペ室の床に「無窓」と呼ばれるおよそ1メートル四方のシートを広げた。外科医はガーゼを2、3枚まとめて術野に突っ込み、血でぐっしょりになると、まとめてバケツに捨てる。千里はそれを拾うと1枚ずつ広げていく。ガーゼの数もカウントする必要があるからだ。
手術前に用意したガーゼの数と、シートに広げたガーゼの数が、手術終了時に一致しなければ、それはガーゼが患者の体の中に残っているということだ。千里は左から右へガーゼを1枚ずつ並べていき、それが10枚になったところで1つの山にしてまとめる。確実にやらないといけない大事な仕事だ。

そうやってガーゼの束の重さを計測し、また1枚ずつバラして広げていると、千里の耳にビチャッ、ビチャッという音が飛び込んできた。何だろうと外科医たちの方を振り返ると、執刀医が血まみれのガーゼを次から次に床に放り投げていた。

「ガーゼ！　ガーゼ！　もっと出して！」

外科医たちが器械出しの看護師に向かって叫んでいた。手にしたガーゼの束を手術野の奥に突っ込んで圧迫し、次には取り出してバケツに捨てている。いや、バケツから的が外れて床に投げ捨ててしまっているのだ。

千里は焦って次々にガーゼを「火バサミ」で拾い上げ、どんどん計量した。1回の計測で出血量が200グラムくらいあった。千里は麻酔科医に「ガーゼ出血200です！」と叫んだ。

だが、息つく間もなく、まるで雨が降ってくるように次から次へと血のガーゼがビチャビチャと落ちてくる。手術室の床は辺り一面血だらけになっていた。

（こ、これって修羅場？）

千里はごくりと生唾を飲んだ。正確に出血量を測らないと輸血ができない。一心不乱に千里はガーゼをかき集めた。もういちいち「火バサミ」は使っていられない。手袋をした手で床に落ちているガーゼを直接拾い上げた。

出血はたちまち、３００、４００グラムになった。二人いる麻酔科医のうち一人がオペ室から走って出て行った。輸血製剤を取りに行ったのだろう。

千里はもう必死だった。出血の計量も大事、ガーゼの枚数をカウントするのも大事。術野を見る余裕など完全にない。おそらく切った肝臓の断面から血液が噴き出しているのだろう。それとも、肝臓から下大静脈《かだいじょうみゃく》に流入する肝静脈を切ってしまったのか。

でも、それはどうでもいい。患者のために今一番大事なのは輸血。そのために出血カウントを正確に、そして早くやらなければならない。

血のガーゼは勢いが衰えることなく、次々と落下音を立てながら床に落ちてくる。先が見えない。千里にとって初めての体験だった。ガーゼ10枚の山がどんどん並んでいった。出血量は1000グラムになろうとしていた。

(用意したガーゼ、足りるかな?)

千里の脳裏にはそんな考えが一瞬よぎったが、器械台を見やる余裕もなかった。

その時、オペ室のドアがブーンと音を立てて開いた。先輩の看護師だった。床に這いつくばっている千里を見て、先輩は声を張り上げた。

「あんた何やってるの!? 何で人を呼ばないの!?」

千里は、カチンと来た。

「呼ぶ暇がありませんでした!」

そう言いながら、千里はガーゼカウントを続けた。とても先輩と向き合って話をする余裕はなかった。

急遽《きゅうきょ》、外回りの看護師がもう一人ついた。その看護師は、器械出しの補助をしながら手術記録をつけ、千里は相変わらずひたすらカウントを続けた。外回りが二人になっても血のガーゼは降り続け、千里は気が遠くなりそうになった。(もう限界……)と思った頃に、ようやく血の雨が止んだ。

術野から半分に割られた肝臓が取り出された。器械出しの看護師は肝臓を膿盆《のうぼん》に載せ、生理食塩水に浸してガーゼで覆った。

ここから先はまったくと言っていいほど出血しなかった。患者のバイタル（血圧や心拍数）も安定している。輸血もうまくいって患者の全身状態が悪くなることはなかった。結果としてうまくいったらしい。ヘパテクって血が出るって本当だったんだな。

千里はホッとした。でもクタクタだった。やり切ったというよりも、先輩に怒鳴られたことが不満だった。あんなにがんばったのに。


夏の終わりに千里は初めて脳外科の手術についた。外回りだった。患者は脳腫瘍。顕微鏡を使って腫瘍を摘出するという。

毛髪を剃られた患者には全身麻酔がかかっていた。

「じゃあ、スリーピン固定しましょう！」

執刀医が声をかけると、若手の医師が患者の頭の下に手を入れて、頭を支える。千里は脳外科医の指示に従って、患者の頭が載っていた部分の手術台を外した。患者の頭は、若手医師の手によって空中で支えられている。

そこにスリーピンの台が運ばれてきた。３本の細い棒が爪のように伸びている。先端はネジ穴になっている。

執刀医は清潔操作で滅菌されたピンを持ってきて、それをネジ穴にねじ込んで固定する。若手医師がそっと患者の頭をスリーピンの上に置き、3本の棒の根本を締めて、頭をピンにねじ込ませていく。

(これがスリーピン固定か。痛そう!)

患者の頭以外を滅菌布で覆い、手術が始まった。まずは皮膚をサッとメスで切開する。ダラダラダラダラと一気に血が流れる。頭の皮は血流が多いから出血しやすい。

器械出しがものすごいスピードで、クリップを把持した鉗子を脳外科医に渡す。外科医はそのゼムクリップのような形の金属クリップで皮膚の断端《だんたん》を挟んで止血する。二人の外科医が同時にクリップをかけていく。速い、速い。

かけると鉗子を看護師に返し、看護師はクリップを装填してすぐに外科医に戻す。たちまち皮膚切開をした皮膚の断端にずらりとクリップが並び、出血は止まった。

千里はその手際の良さに惚れ惚れとした。消化器外科医が開腹するときは、電気メスでゆっくりジジジ、ジジジと切っていくが、脳外科医はスピードが大事なんだと知った。

次はドリルが出てくる。千里はどうなるだろうかと興味津々だった。脳外科医はドリルで頭蓋骨にギュルギュルギュルと穴を開ける。うまいことに脳の表面を覆っている硬膜の手前で止まる。これを繰り返し、3か所に穴を開けた。

次はノコギリ剪刀。ガリガリと骨を切っていき、三つの穴をつなげると、カポッと骨を外す。この骨は手術後に戻すか戻さないかは、今は保留である。手術で脳が浮腫《ふしゅ》になれば、骨をはめることはできない。その場合、患者は骨がない状態で手術室を出る。でもどうなるか分からないから、生理食塩水を含んだガーゼに包み、器械台に置いておく。

次は硬膜に糸をかけて引っ張り、ハサミで硬膜を切っていく。薄く赤みがかった、だいだい色のような、クリーム色のような脳が見えた。

千里には、スリーピン固定も衝撃だったし、ドリルも衝撃だったし、ノコギリ剪刀も衝撃だった。そして初めて「生の」脳を見て感動した。

(どんな感触なんだろう？　うわー、触ってみたい)

千里は好奇心で胸がフルフルしていた。そのとき、顕微鏡が運び込まれてきて、何も見えなくなった。

(すごいわー、脳外《のうげ》！　人体ってすごい！)

千里には毎日が楽しかった。海が見える病院の3南病棟との一番の違いは、毎日変化があることである。同じ手術は二度とない。胃切除の手術だって毎回変化がある。その変化が楽しかった。覚えることもその分、いっぱいある。

だから千里は緊急手術が大好きだった。たとえば帝王切開とか、たとえば腸閉塞とか。当直に当たったオペ室看護師たちはブルー衣を来たまま、手術室内の当直室で二人一組で眠った。千里は緊急で呼ばれるとうれしくてたまらなかった。どんな疾患だろう？　お腹の中はどんなふうになっているのだろう？

器械は何を用意しよう？　開腹一式に加えて、あれも用意しておこう。これも必要だろう。千里は、器械出しでも外回りでもどちらでもいいから、緊急手術につきたかった。

千里は毎日ワクワクしながら仕事に熱中した。

7　セクハラと友だちと……

手術患者は朝8時30分に入室なので、千里は病院の敷地内にある に寮を7時45分に出れば十分間に合った。海が見える病院の3南病棟よりもこれは楽だった。自治医大の外科医たちは千里に優しかった。気さくに声をかけてきた。

患者がオペ室に入って来るまでのちょっとした時間とか、患者の入れ替えの時間とか、空き時間があるとすぐにいろいろと声をかけてくる。

「あれ、今日は化粧が濃いね」

「そんなことありません」

「アイシャドウが左右で濃さが違うよ」

「えー、ほんとですか？」

今ならセクハラかもしれない。さらに千里にはしょっちゅう言われたことがある。

「どうして、海が見える病院からここに来たの？　彼氏を追っかけてきたの？」

「ちがいますよ～」

完全にアウトである。

そのたび千里は、自治医大病院と海が見える病院が提携を結んでいることを説明するのだが、医師たちはそういうことをまったく知らなかった。そのためか、千里はどこの科の医師たちにも同じことを聞かれた。みんな判で押したように「彼氏を追って？」と付け加えてきた。

先輩のオペ室ナースは、千里の言葉遣いを厳しく注意した。それも医師の前で。

「千里さん、その口の利き方じゃダメ。ちがいますよ～……じゃなくて、ちがいます、で止めなさい！」

「は～い」

「はい！　は、短く」

千里から見れば、新卒の看護師の話し方は、自分よりも全然なっていない。ほとんど医師とタメ口である。自分はそれなりにちゃんと喋っているつもりなのに、新卒ナースと同じように怒られるのは納得がいかない。

手術室の師長も言葉遣いには厳しかった。

「千里さん、師長が呼んでるよ」

先輩に言われてナースステーションに行くと、師長からお説教をくらった。

「千里さん。言葉遣いはきちんとしなさい。医師の前では毅然としなくちゃダメ。それがオペ室のナースよ」

確かにナースが医師から甘く見られるのはよくない。オペ室では医師とナースが恋愛関係になることがよくあると、この病院には噂があった。実際、千里にも頻繁に寮へ「お誘い」の電話が医師たちからあった。

でも千里は、自分としては医師に甘えているつもりはまったくない。向こうがからかってくるのだからしょうがない。3南病棟ではこんなに怒られなかったのに、オペ室って厳しいなと少し不満だった。

千里は自治医大に行く前、看護師が足りていないのではと思っていた。しかし実際、オペ室で働いてみると、けっこうな人数の看護師がいた。手術室が14あり、手術数もたくさんあったが、ある意味でそれ以上に多くの看護師がいる。だから、千里は一日中手術室の中で働くということはなかった。1件手術の器械出しか外回りにつくと、その日はもうそれ以上、手術に入ることはなかった。

手術の終わった千里たちの仕事は、器械のセットを組むことである。20畳くらいの大きな器械室へ行き、使った器械を洗剤で丁寧に洗う。そして器械を組む。

具体的には、「開腹一式」であれば、ペアンが○○本、コッヘルが○○本、ヘガールが○○本、マチューが○○本などと表に一覧が書かれている。その表に従ってステンレスのケースに器械を納めていく。ケースを布で包み、さらに滅菌用ビニール袋に入れ、シーラーで口をシールして、これをオートクレーブに入れる。

オートクレーブとは、飽和蒸気による高温高圧滅菌器。100℃以上に温度が上がる。本体はタンスくらいの大きさだった。

千里は毎日、器械を組んだ。外科の「開腹一式」とか、婦人科の「子宮摘出一式」とか、呼吸器外科の「肺切除一式」とか。これを毎日続けることで、どの手術にはどういう器具が必要かということが分かってくる。さらに具体的な手術の流れもイメージできた。

リンパ節郭清になったら、この器械を使う。胃と小腸を吻合するときはこの器械を使う。

ただ、千里にはすべての科のすべての手術の手順を暗記する必要はなかった。外科医が必要な器械を口に出して言ってくれるからだ。「ペアン！」とか、「シーガル！」とかのように。千里は手術全体の流れをおおまかにつかみ、この手術ではこの器械を用意しておき、この場面になったらこの器械を出す準備をしておけばいいと分かるようになっていた。

器械を組む毎日が続く中で、千里は器械の一覧表を見なくても手術に必要な一式を組めるようになっていた。外科の開腹だったらこの器械。婦人科ならこれ。脳外科はこの器械。必要な器械はみんな頭の中に入っていた。

そして実際の器械出しも、各科のシンプルな手術をくりかえしやることで基本を身につけた。たとえば耳鼻科だったら鼻茸《はなたけ》（ポリープ）摘出の手術に何度もつく。問題なくできるようになれば、次の科に移っていく。婦人科だったら子宮摘出術が基本になり、泌尿器科だったらTURBT（経尿道的膀胱腫瘍切除術）が基本になるように。

外科は、やはり胃部分切除と大腸摘出術が基本で、食道がんとか膵臓《すいぞう》がんとか肝臓がんの手術は難易度が高いと分かった。千里が肝切除の外回りを任せられたのは、看護師3年目だからだとあとになって分かった。新卒で肝切除の手術に入る看護師はいなかった。

当直はときどきあったが、準夜勤や深夜勤がオペ室にはない。だから16時45分になると一日の仕事が終わる。寮に帰るとたっぷり時間がある。当初は食事に苦労した。どこに買い物に行ったらいいかよく分からない。それでもJRの駅と病院をつなぐ道路沿いには小さな個人経営の店があった。しかし、冷凍食品や出来上がった惣菜などは売っていなかった。

千里はとりあえず自炊を始めた。メニューは質素でワンパターンだった。人参スープを作って保存し、毎日これを飲んだ。あとはたいてい缶詰だった。お金を貯めたい気持ちもあり、空腹にさえならなければいいという食事である。月々の手取りは17万円ほどで、海が見える病院のときとさほど変わらなかった。

夏くらいまでは、海が見える病院から同時に研修に来た3人の仲間と一緒に、月に1回のペースで食事会を開いた。だが、そのうちみんな、自分の科で友だちができて、食事会は自然消滅していった。

千里にも1歳年下の友だちができた。地元の子だった。その子も寮の3階に住んでいた。千里の部屋は1階と言っても半地下のような作りで、湿度が高く、サッシが黴《か》びることがあり、好きではなかった。千里は友だちの部屋で夜を過ごした。

買い出しも二人で一緒に行った。千里の日産マーチが活躍した。病院の周辺は田んぼだらけである。友だちが助手席から声をかける。

「次の角を右ね」

「今度は左」

千里には、友だちが迷いなくナビゲーションするのが信じられなかった。一面田んぼの風景は延々と広がっており、どの道もすべて同じに見えた。友だちのナビゲーションで二人はちょっと大きなスーパーまで毎日出かけ、食材のほかにワインを毎日2本必ず買った。

以前の千里はお酒を飲むという習慣がなかった。でも友人とワインを飲んでみると、これがけっこう美味しかった。毎晩750ミリリットルを空けたが、千里は、少し気分がよくなるだけで、ほとんど酔わなかった。次の日にお酒が残ることもなく、ワインで失敗したこともない。この肝臓の強さは若さによるものだろう。

友人の部屋にはテレビがあり、21時からの2時間ドラマを付けっぱなしにしてお喋りをした。海が見える病院とは生活のパターンがまるで異なる。ここは別世界？　と思った。まるで一日が2回あり、第1部は仕事、第2部はワインとお喋りという感じだ。

ただ、他愛もない話はいつも仕事の話になっていった。お互いにオペ室に来て1年目である。経験したことがない手術がお互いにあった。そういう手術の内容の情報交換をした。

「今日は、整形外科で骨切り術を見たよ。変形性膝関節症の患者さんで、骨を切ってプレートで留めたの」

「私は初めて食道がんについた。マーゲンロールを作るときに自動吻合器を使ってた」

先輩の看護師や医師に関するグチや情報も言い合った。

「〇〇先輩、言い方がきつい。あんなふうに言わなくたって。今日も、器械出しをしていたら姿勢が悪いとかって。言い方！」

「〇〇先生は、リンパ節郭清で長い方のメッツェンバウムを使うの。メッツェンって言われたら、長いやつを出した方がいいよ」

「あ、あと○○先生のバケツの位置。右手の真下じゃなくて、少し後ろにずらして置いた方がいいみたい。そっちに向かってガーゼを落とすから」

3南病棟でも耳学問が重要だったが、ここでも千里は友だちからいろいろなことを教わった。楽しい毎日だった。楽しすぎて、もしかして少し勉強が疎かになったかもしれない。もちろん初めての手術の前の晩は、手術書を読んでから3階へ行くようにはしていた。だけど本当はもっと勉強ができたのではないかと千里はあとになってから思うようになる。

1年間はあっという間に終わった。一通りの手術にはつかせてもらえたし、基本は覚えた。これなら、海が見える病院に帰っても十分にやっていける気がする。新病院が完成するまで、あともう少し。最初は今の旧病院のオペ室で働くことになる。どんなことが待っているのかワクワクする。前に見た怖い看護師さんは、まだオペ室にいるのかな？

千里たちのために送別会が開かれた。みんなの前で千里は自治医大病院オペ室に対する感謝の気持ちを伝えた。それは決して社交辞令ではなく、千里の心からの気持ちだった。

手術の知識がゼロだった自分に、基礎の基礎から教えてくれた。その上、寮に住ませてもらい、お給料までくれた。感謝という言葉以外、何も見つからなかった。

ワインの友だちとも別れる日が来た。彼女はこの病院でがんばっていくらしい。自分も地元に帰ってがんばろう。千里の帰郷にあたって最大の難関は自動車の運転だった。荷物を車に押し込み、栃木をあとにした。どこをどう通ったのかよく分からないが、半日かけて自宅アパートに辿り着いた。

「お帰り。大変だったね」

1年間一人暮らしをした母が待っていた。どれだけ感激するかと思ったけど、特段、何も昂《たかぶ》る気持ちはなかった。あとで聞いたら、母は千里がいなくてリフレッシュできたらしい。

8 気難しい医師との対決

1997年（平成9年）の4月、千里は23歳で、海が見える病院のオペ室勤務になった。3南病棟のお母さん師長も、なんとオペ室に異動になっていた。また一緒に仕事ができると分かり、千里はうれしかった。立派に育った自分の姿を見てもらいたい。

オペ室に足を踏み入れるのは、実はこれが初めてである。自治医大病院は14の手術室がずらりと並び壮観だった。うちの病院はどうだろう。ワクワクしながらブルー衣に着替えて、中に入ってみた。

（え、何、これ……）

手術室は二つしかなかった。大きい手術室には手術台が2台あり、その間に衝立《ついたて》が置かれていた。そしてもう一つは狭い手術室。これでは全部が同時に稼働しても手術は3

件しか行われない。

手術室の壁は水色のタイルでできていた。これって銭湯？　という感じである。器械室に置かれているはずの器械のセットも手術室の壁際の棚の中に入っている。たぶん、器械を洗浄・滅菌する部屋が狭すぎて、器械のセットを置くスペースがないのだろう。自治医大病院とは違いすぎた。

そもそも海が見える病院には、外科系診療科は、外科・整形外科・形成外科・産婦人科・眼科・耳鼻科くらいしかなかった。師長さんの話では、新病院ができると、脳神経外科や呼吸器外科、泌尿器科が加わるとのことだ。

千里は拍子抜けした。がっかりである。これでは力を発揮しようがない。

そのうえ、オペ室には看護師がたくさんいた。自治医大に同時に研修に行ったほかの三人のうち二人がオペ室勤務になっていた。

（彼女たちは自治医大の内科と救急部に行ったのに、なんでオペ室に？　大丈夫なの？）

手術数が少なく、看護師が多く、これは一体どうなるのだろうかと千里には不安しかなかった。それでも新しいメンバーで動き出した。

手術室の花形はやはり外科である。外科は大きい方の手術室を使って2件同時に手術することもあった。3南病棟で千里と一緒に褥瘡の処置をした外科部長は、手術室では幅を利かせている感じである。

海が見える病院には、毎年、X県にあるX大学病院から卒後2〜3年目の研修医と、卒後7〜8年目の中堅の医師が出向してきていた。外科は常勤が4名で、出向で来ている中堅の医員1名と、若い研修医の2名を合わせて総勢7人だった。

X県は自治医大と同様に、海が見える病院からはかなり遠方であるが、なぜか出向を受け入れていた。また、東京の私立大学からも研修医が来ることがあった。

千里が胃切除の外回りにつくため手術室に入ると、ブルー衣を着た外科の研修医がぼさっと突っ立っていた。

「あのー、看護師さん」

「はい？」

「ここは倉庫ですか？」

「いいえ、ここはオペ室です」

「……」

倉庫ですかと聞かれて、千里はがっくりと力が抜けた。

千里が3南病棟にいたときに見た怖い看護師もまだオペ室にいた。彼女は背が高く堂々としていた。手洗いをして手術着を着ると、彼女は腕を組んで器械台の前で仁王立ちになる。

（こ、怖い。そんなに怖いポーズを取らないで）

腕組みをしているのには理由がある。正確には腕組みではなく、左右の手を反対側の脇の下に入れているのである。こうすることで滅菌手袋の清潔を保っているのだ。だが千里にはその姿が威圧的に見えた。

あるとき、千里は外科の手術の器械出しになった。消毒を済ませて手術着と手袋を着用した。手洗い場から手術室の中に歩いて行った。軽く肘を曲げて、左右の手を少し前に出すスタイルだ。これは自治医大病院スタイルである。

麻酔がかかるまで千里はその姿勢で待った。そのときの外回りが、あの怖い看護師だった。麻酔科医が点滴から麻酔薬と筋弛緩薬を打って、気管内挿管するまでをみんなで見守った。千里もやや身を乗り出し、患者に目をやった。

そのとき、ほんのちょっと腕が下がった。

「不潔！」

怖い先輩看護師が大きな声を出した。

「え？」

「腰から下は不潔なのよ。肘が当たりそうだったでしょ？」

（当たりそうだったけど、当たっていない。何でこれが不潔になるの？）

「手洗い、やり直し！」

「ええー！」

さすがにそれはないわ～。千里はこの先輩とうまくやっていけるだろうかと心配になった。不潔・清潔の区別はオペ室ナースにとって基本の「キ」。この1年自治医大でみっちりやってきたプライドだってある。もしかして、いじめられているのかと千里は重たい気持ちになった。

手術室は古く、狭く、看護師は多く、手術件数は少なく、先輩は怖く、千里の希望と期待はどんどん萎《しぼ》んでいくのであった。

大型連休が終わり、ちょっとした「事件」が続いた。最初は、オペ室ではない、病棟勤務の大先輩の看護師が緊急搬送されてきた。ベテランのちょっと手前で、将来は師長になるのは間違いなしと院内でも評判の人である。キリリとしてカッコよく、バリバリに仕事ができるナースだ。千里の憧れの先輩である。その彼女が、自動車事故を起こして病院に運ばれてきたのである。

千里は事故の詳しい状況は聞いていない。だけど、先輩看護師は脚にひどい裂傷を負っていた。麻酔科医と整形外科医が手術室に駆けつけ、縫合手術が行われることになった。

局所麻酔でやるには傷が大きすぎる。でも全身麻酔をかけるほどでもない。そこで麻酔科医は点滴から鎮静剤を打って、意識が朦朧《もうろう》とした状態、あるいはやや眠った状態で手術に入ることにした。

鎮静剤ＸＸ（あえて名前は伏せる）を打つと、先輩看護師はとろんとした表情になった。整形外科の医師が局所麻酔を脚に注射し、これから手術という段取りとなった。そのときである。

「いやっーほーーーー！」

突然先輩が叫び出した。千里は（何これ〜？）と心の中で悲鳴をあげた。続けて先輩は脚を縫合されながら、あれやこれやをベラベラベラベラ喋りまくる。麻酔科医が眉をひそめた。

「XXを注射すると、こうなっちゃう人がたまにいるんですよね」

先輩は呂律の回らぬ喋り方で、気に入らない先輩看護師や師長の悪口を言い始めた。ふだんはあんなに尊敬しているような態度なのに。そしていつしか、どの医師とどの看護師がこっそり付き合っているかとかの暴露話になっていった。

（ええー！　憧れの先輩がこんなことを言うの？）

千里の胸の中のハートが一気に萎む。なお、手術は無事に終了した。

その1週間後、オペ室のナースがバイクで事故を起こした。ヘルメットが割れて、顔の中央に縦に傷がついていた。まだ若いナースである。千里は同僚の顔を見て、（痛そう！　この傷、残らないかしら？）と反射的に心配になった。

手術室にはすぐに形成外科の部長が来た。局所麻酔で傷を縫うという。千里は固唾を呑んで手術を見守った。

（お願い！　上手に縫って）

部長の手術は本当にうまかった。傷を生理食塩水で洗い、小さなガラス片を傷の中から辛抱強く全部取り出すと、細かく細かく皮膚を縫い合わせていった。手術が終わったときには、きれいに皮膚がぴったりと寄っていた。さすが形成外科医だと千里は感動した。

「よし！　縫い終わった。明日から洗顔していいぞ。お化粧もしていいぞ。絶対にお嫁に行けるから安心しろ！」

千里は心の中で（おお！）と歓声を上げていた。自分が怪我したら、絶対に部長に縫ってもらおう！

オペ室にはさらに問題があった。それは麻酔科外来である。麻酔科医の仕事はもちろん手術患者に麻酔をかけることだが、外来診療もやっている。それはペインクリニック（痛みの治療）だ。麻酔科の部長はペインクリニックの名人だった。ここ！　という場所に針を刺して、局所麻酔を注射するのである。

何が問題か？　それは麻酔科外来の看護師がこれから産休に入るので、後任看護師をオペ室から出すという話になっていたことである。部長先生は職人気質《かたぎ》のところがあり、とにかく気難しいと院内では評判だった。普通、外来の看護師は数年で交代するが、麻酔科だけは同じ看護師がずっと担当していた。つまり部長のお気に入りだったのだ。

　師長はみんなを集めて相談した。

「誰か麻酔科外来に行ってほしいんだけど、どうだろうか？　私は交代がいいかと思っている。曜日ごとに交代するとか、1週間単位で交代するとか。オペ室ナースは、実践から長く離れてはダメ。勘が鈍るから。どうかな、誰か行ってくれる？」

　みんな一斉に下を向いた。師長が続ける。

「そうだよね、誰も行きたくないよね。1週間考えてきて。またみんなで話し合おう」

　看護師たちはロッカールームに戻ると、みんなが「行きたくない」と口にした。

「やだー、行きたくない！」

「絶対、ムリ」

「だって、梅安《ばいあん》先生、怖いんだもん」

　梅安とは『必殺仕掛人』の藤枝《ふじえだ》梅安のことである。針で一気に仕留める仕掛人にならって、部長はそう呼ばれていた。

　翌週の夕方、また全員会議になった。

「どう、誰か行ってくれる人、いる？」

「はい！　行きます」

千里は手を挙げた。

「交代じゃなくていいです。一人で新病院が完成するまでやりまーす」

「ほんと！　千里さん、行ってくれるの？」

千里は、この狭いオペ室に対する期待が薄れていた。それに師長をはじめ、みんなが部長と合う看護師はいないと言うことに少しカチンときていた。じゃあ、自分がやってみようじゃないの。それに千里は、未知の分野にはいつも興味があり、パッと思いつくとすぐに実行したくなるのであった。

「え、大丈夫なの？」

「梅安先生とうまく行くの？」

「無理しなくていいのよ」

みんなに引き止められたけど、千里はもう行くと決めていた。

翌週から千里の勤務は麻酔科外来になった。外来にはけっこうな数の患者がいた。その半数以上が星状神経節《せいじょうしんけいせつ》ブロックのために来ている人たちだった。

星状神経節ブロックとは、患者の首を真正面から見て、やや横に注射針を刺し、局所麻酔薬で神経をブロックすることをいう。肩の痛み・首の痛み・手の痛みなどを取り除くことができる。肩こりとかむちうちとか、頸椎《けいつい》ヘルニアとかに効果がある。顔面の帯《たい》状疱疹《じょうほうしん》にも効く。誰にでもできる技術ではない。

診察室には4台の処置ベッドがあり、患者はそこに寝る。千里はトレイにアルコール綿球と、局所麻酔薬を吸った注射針を用意して、梅安先生に渡していく。

先生が首にビシッと注射を入れると、千里は部屋の隅に6台並んだボンボンベッドに患者を誘導して寝かせる。患者たちはみんな梅安先生のファンで、毎回、感謝の言葉を先生に伝えていた。

また、子宮摘出の手術をしたあとの患者の中にはしつこい腰痛を訴える者がいた。そういう患者に梅安先生は、硬膜外ブロックをしていた。患者の腰にスッと針を刺す。脊髄神経に向かって針を進めて、硬膜外スペースに針が入る瞬間、プチッと音がする。すると梅安先生は千里の方を振り返り、

「ね、決まったね。いま、音がしたでしょ？」

とニッコリ笑うのだった。

千里はこのあと、新病院で数えきれないほどたくさんの硬膜外麻酔を見ることになるが、硬膜外スペースに針が入る瞬間に音がするのは、梅安先生だけだった。

千里の仕事は単調と言えば単調である。でも、ここに来なければペインクリニックを見ることができなかった。知らない世界を覗くことができて千里は満足だった。そして、なぜ梅安先生が気難しいと言われるのか、さっぱり分からなかった。やるべきことをちゃんとやって、笑顔で元気に「ハイ!」と返事をすれば、それを嫌がる医者などいない。ここに来てよかった。

ペインクリニックでの勤務は3か月続き、夏になって新病院がようやく完成した。ことも、もうお別れである。梅安先生にお礼を言って、千里は新病院へ移行する準備を始めた。

さて、ここまで千里の看護師人生の序盤を読者のみなさんと見てきた。ここでちょっと過去を振り返り、なぜ千里が看護師の道を選び、看護師になるためにどういう準備をしてきたのかを見ていこう。

第三部
私はこうして看護師になった

9 よし、看護師になろう

千里の父親はろくでなしだった。

千里たち3人の家族は北海道に住んでいた。父親の仕事場は炭鉱だった。鉱山の閉鎖にともなって一家は海が見える町へ越してきた。千里が幼少期の最も古い思い出を蘇らせると、北海道の駅に立つ自分の膝下の像が浮かび上がる。4歳のときだ。

転居すると、一家は事業団アパートに住んだ。6畳と4畳半の二部屋に3畳のキッチンと風呂があった。家賃は1万円だった。

アパートは3棟が並んでおり、千里と同年代の子どもが多く、地域のコミュニティーができていった。アパートの敷地内には公園があり、千里が幼い頃はみんなで砂場遊びをし、もう少し大きくなってからは「ろくむし」というボール遊びを楽しんだ。

父親は、タイヤ工場で3交代勤務で働いていた。金遣いが荒く、見栄っ張りで、高価で派手な服を着ていた。最低限の生活費だけを千里の母親に渡し、あとは全部浪費していた。酒をよく飲み、ギャンブルが好きで、競馬も競輪もパチンコもやった。夜勤明けは、一遊びしてから帰宅した。

千里が小学4年生の頃から、父親は食事の内容に文句をつけるようになり、母に暴力を振るうようになった。父は刺身が好きで、それも上等なものしか食べようとしなかった。また酒の肴《さかな》と、ご飯のおかずは別と考えていて、それぞれが用意されていないと荒れた。父が渡すわずかな生活費では、とても満足のいく料理を出すことが母にはできなかった。

暴れる父を見るのは、千里には恐怖でしかなかった。母が可哀想でしかたがないし、心の中では「やめて！」と何度も叫んだ。しかし小学生の女の子に父を止める力はなかった。千里は部屋の隅で縮こまって震えた。父が夜勤の日だけは怯えないで済んだ。

小学校の高学年になると、アパートに住む同級生や先輩の家族が、次々とマイホームを建てて、引っ越していった。またアパートのすぐ近くに駐車場が整備されると多くの家庭が車を購入した。千里の家は、マイホームを建てることなどは、とても考えられなかったし、車を買ったのもアパートの中では一番最後だった。家族でドライブに出かけた記憶はない。

地元の小学校から、地元の中学校へ進んだ。千里が中学1年だったある日、日勤から帰ってきた父はすごく不機嫌だった。勢いよく酒を飲むとたちまち荒れた。

「こったらもん、食えるか！」

千里は、（また、始まった）と思い身を固くした。

「こったらもん、食えるか！」

食器をひっくり返し、殴る、蹴るの暴力になった。顔が紅潮し、目をひん剝いていた。鬼みたいに見えた。

これが母には限界だった。翌日、父がいないときに、母は千里に言った。

「千里、お母さんはもう出て行こうと思う。千里はお父さんについていってもいいし、お母さんと一緒に出て行ってもいい。どっちでもいいから、選びなさい」

「お母さんについていく」

千里はすぐに返事した。

「うん、分かった。今の状態だとお金が全然ないから、引っ越しもできない。どこか住むところを借りることもできない。だからお金を貯めよう」

「うん、分かった」

「うんと節約して、お金を貯められるだけ貯めよう」

「うん、私は高校へ行ったらバイトをしてお金を貯める。あとは、どんなおかずが出ても文句は言わない。自分のことは自分でどうにかするから、お小遣いは要らない」

「ありがとうね、千里。すぐには出て行けないけど、何年か時間をかけて、ここから出て行こう」

　その日から、千里の晩ごはんは20円のコロッケ1個になった。コロッケ半分でご飯を一膳食べ、残り半分でもう一膳食べた。父の食事にはそれなりのお金をかけた。

　中学2年の5月頃、千里は急に首から頭にかけて重い感じがして起きられなくなった。とにかく頭が重い。座って勉強をしていると、首が頭の重さを支えられなかった。両手を頬に当てがって頭の重さを支えた。歩いて登校するのが無理な状態になり、千里は学校を休むようになった。

母に連れられ整形外科を受診すると、大後頭神経痛と診断され、湿布薬や痛み止めを処方され、首の牽引《けんいん》のためにクリニックに通った。しかし何の効果もなかった。

内科を受診すると漢方薬を処方された。煎じ薬である。やかんで漢方薬を煎じ毎晩千里は苦い薬を飲んだ。強烈な苦さのため、薬を飲んだあとには毎回、ノースキャロライナのキャラメルを口の中に入れた。

だが、これもやはり効果がなかった。千里は家で寝ていることが多くなった。寝ている状態から立ち上がるときは、頭を手で支えた。

母は製薬会社の作業所で働いており、職場の同僚たちに、いい医者はいないかと相談を持ちかけた。そこで聞いてきた話は「ハリと電気」による治療だった。千里と母は電車で1時間かけて民間診療所に通った。首にハリを刺し、同時に電気を流すという治療だ。うつ伏せの状態で30分間施術してもらった。

毎週親子で診療所に通ったが、効いたという感じはしなかった。お金のない暮らしだったが、母は一生懸命に千里の病気を治そうとした。千里はありがたかった。

中学2年だった千里は、この得体の知れない病気に心身ともに苦しめられた。その時にあることを思った。もし自分が親になって自分の子どもが病気になったら……自分が病気というものを知らないのは怖い。だから病気とは何かを知りたい。

自分の学力で医者になることは無理だろう。どんなにがんばっても看護師だろう。だから、できればパートナーは医者がいい。小児科医がいいなと千里はぼんやりと思った。

千里の病気は少しずつよくなっていった。特にきっかけはない。完治したわけではないが、騙し騙し学校へ行くようになった。結局34日間学校を休んだことになる。

学校に行ってみると当然ながら勉強に遅れが出ていた。いつもは40人、4クラスで1学年160人いる中で、千里の成績は30番くらいだった。しかし休みの間に授業が進み、特に英語の遅れが大きかった。期末テストを受けると、学年で130番にまで落ちていた。

結局このあと、徐々に千里は学力を取り戻し、中学2年の終わりには、成績も学年で30番に復帰する。ただ、英語は、このつまずきをきっかけに苦手意識を持つようになった。

時間はかかったが、頭の重さも消えた。今から振り返ってみても、この病気が何だったかはよく分からない。自律神経系の乱れだったのかなと思ったりもする。家の中はあいかわらず荒れていた。

このころ、転校生がやってきた。梨花ちゃん。隣の市からやってきた子だ。二人はともにバレーボール部に所属し、しだいに仲を深めた。

3年生になり、進路を考える時期になった。お金がないので私立高校へ行くという選択肢はない。公立高校一本に絞ることしか頭になかった。ただ、高校へ行ったあとに、どういうふうに生きていけばいいのか、先の道筋が全然見えない。そのとき、梨花ちゃんが声をかけてきた。

「看護科のある公立に一緒に行かない？」

え、そういう選択肢があるの？ 言われてみれば、千里のアパートのお姉さんたちの中には、看護学校に行った子が何人かいて、「○○ちゃんは看護師になるんだよ」みたいな噂がよく流れてきていた。そのたびに、アパートの住民たちは「すごいわねえ」と囁きあっていた。

言ってみれば、千里のコミュニティーの中で看護学校へ行くことはちょっとしたブームになっていたのである。千里もそういう噂を聞くたび、憧れの気持ちを持った。しかし、看護師ってどうやったらなれるのかまったくイメージが湧かなかった。

事業団アパートに住む人たちは、はっきり言ってお金持ちではない。でも、その家庭のお姉さんも看護学校に行っている。ひょっとして自分も看護師になれるのかもしれない。

千里にとって、看護師は雲の上の存在であると同時に、近所のお姉さんでもなれる何とも不思議な職業だった。ただ、千里は実際の看護師という人を見たことがほとんどなかった。首の治療で整形外科や内科、診療所に通ったけれど、話をしたりするのは医師や理学療法士だけで、看護師との接点はなかった。

そういう意味では看護師は身近な存在ではない。具体的にどういうことをする仕事なのか千里には分からないというのが正直な気持ちである。あるのは「白衣の天使」というぼんやりしたイメージとか言葉とかだけだ。

ただ、貧しい自分の手の届く最上級の仕事かなと思った。自分がなれる職業は何だろうかと考えてみる。キャビンアテンダントにはなれない。というか、なり方が分からない。医者になろうと思っても無理。弁護士にもまずなれない。そうやって実現可能性のランクを落としていって、なれる順番で言ったら看護師が一番上かなという感じである。

確かに看護師は遠い存在だけど、もしかしたら手が届くかもしれない。

何日か考えて、梨花ちゃんにその学校のことをさらに詳しく聞いてみた。気持ちは前向きだった。市立海が見える高等学校の看護科。この学校には普通科が6クラス、商業科が2クラス、看護科が1クラスある。各クラス40名だから、かなり大きい高校である。3年間通って試験に受かれば准看護師の資格を取ることができる。さらに進学して2年間の専攻科に進めば正看護師の資格を取ることも可能だという。そして千里の心を大きく動かしたのは奨学金制度である。

3年間奨学金を受け取り、3年間、市立海が見える病院で働けば、奨学金の返済はチャラになる。こんなありがたい話はない。

よく、資格を取るのは大事とか、公務員になる（海が見える病院に勤める）と人生安泰とか言われる。こういうことを千里はかなりあとになってから耳にした。でも、中学3年生の千里には、そういう意識はなかった。ただ、確実に就職できればそれでいいと希望を抱いた。

自分からやめなければ、その職場にいることができる。そうすれば確実にお給料をもらえる。就職が保証されているなら、それで十分うれしいという感じだった。母に進路について相談すると、すぐに賛成してくれた。

千里は梨花ちゃんと一緒に受験勉強に励んだ。数学は嫌いだ。もう看護学校へ行ったら、微分とか積分とかをやらないで済む。今やっている勉強はこれで最後。前に進むしかない。

願書を提出してしばらくすると、看護科の倍率は6・5倍と知らされた。かなりの倍率である。だけど千里はここ一本に決めているからがんばるしかないし、自分は大丈夫なような気がする。なぜだかよく分からないが、根拠のない自信があった。

中学の先生も千里に期待を寄せていた。「大丈夫、お前なら合格する。きっといい成績で受かるぞ」と後押ししてくれる。ただ、一つだけ不安があった。それは中学2年のときに、34日間学校を休んだことである。これを内申書に書くとかなりイメージが悪くなる。いや、「もしかしたら落ちるぞ」と担任の先生は言う。

そこで先生は、学校を病気で休んだ理由を丁寧に内申書に記載してくれた。そして何度も千里に「もう完治したんだな？」と念を押した。千里は「はい、大丈夫です」と答えた。実際にもう症状は完全になくなっている。そのことも担任は書いてくれた。こうして試験に挑むことになった。

試験の出来具合は言ってみれば「ふつうにできた」という感じだった。だから合格通知が届いたときは、大喜びという感じではなかった。根拠のない自信があったから。でもあとになって担任から「おい、千里、お前の合格、ギリギリだったらしいぞ。どうしたんだ?」と言われて肝を冷やした。人生、何があるか分からない。一発勝負に勝って、千里は人生が変わった。

そして梨花ちゃんも合格だった。二人は一緒に看護科に通うことになった。15歳の春である。

10　ナイチンゲールの誓い

１９８９年（平成元年）、千里は海が見える高等学校看護科へ通うようになった。普通の授業はもういいいと思っていたが、実際に授業が始まってみれば、国数英理科社会の５教科がちゃんとあった。ただし、やはり看護に関する授業の割合が圧倒的に高かった。最初は座学から始まる。解剖学・生理学・生化学・病理学・微生物学・衛生学・公衆衛生学といった医学にも通じる基本を学び、看護一般・母性看護・小児看護・老人看護といった看護学を系統的に学んでいく。授業の内容は特別難しいとは思わなかった。

座学が進んでいく中で、学校内にある実習室で実習も行った。

ベッドメイキングは看護師にとって基本である。実際の患者用ベッドがあった。シーツを張り、マットレスの下に折り返して入れ込む。きれいな三角形の折り目ができていないとNGである。これを何度も練習し、早く正確にベッドメイキングできるように技術を身につける。

清拭車には50℃くらいに設定された蒸しタオルが入っていた。そこから湯気の立ったタオルを取り出し、学生同士で拭く真似をする。シミュレーションである。腕の末梢（手）から中枢（肩）へ、血流をよくするようにタオルを動かした。

洗髪車というものもあった。患者の頭が入る大きさの洗面器の底にホースが付いている。ピッチャーでお湯をすくい、寝た患者の髪をシャンプーで洗髪し、お湯で洗い流す。お湯はホースから排液され、バケツで受けるという仕組みだ。ただし、千里が看護師になってから実際に洗髪車を使ったことは1回しかない。ドライシャンプーの出現で不要になったからである。なお、洗髪車で髪を洗うのはかなりの手間だった。

寝間着の着せ方も重要である。横になっている患者の片腕が悪い場合の寝間着の着脱も練習した。

もしその患者の右腕が悪ければ、左腕から脱がせる。体を回転させて、左側の着物を脱がせて、次に右側の着物を脱がせる。そして新しい着物を右から着せて、体を回し左を入れる。つまり、脱がすときは悪い方をあと、着せるときは悪い方を先である。学生同士でこの練習を繰り返し、順序を覚えることを徹底させられた。

包帯の巻き方も奥が深い。現在は弾性包帯という伸縮性のあるものが使われているので、ただ単純に巻けばいい。しかし当時の包帯は硬かった。そこで腕に包帯を巻く場合、腕を一周すると、そこで包帯をくるりと折り返す。また一周するとくるりと折り返す。これを続けていくと、包帯の巻き目が「V」の字になる。まるでタケノコの皮みたいな感じだ。包帯を巻くのはなかなか難しく、友だち同士で繰り返し練習した。

その点、血圧測定は慣れるのが早かった。最初は覚束《おぼつか》ない手つきでやっていたが、10回、20回と計測するとできるようになる。聴診器を腕の動脈に当てて拍動を確実に捉えることがコツだ。

総じて学ぶことは、普通科の学生よりも看護科の方が多かった。定期テストになると、朝一斉に始まったテストが、2時間もすると普通科の学生は終わって帰途についていた。看護科の場合は、4時間かかった。このテストが4日間続くので、おそらく普通科は8教科くらいで、看護科は16教科あった。

2年生に進級し、秋に初めての病院見学があった。海が見える病院に足を踏み入れ、病室を数日かけて見学した。このとき千里は初めて白衣を着る。縦に青いストライプの入った白衣の上にエプロンを着ける。千里は、メンソレータムのキャラクターの看護師に似ているなと思った。このときはまだナースキャップは着けていない。

学生たちは5人ずつのグループに分かれて、一日にいくつかの科の病棟に向かった。できることは見学のみなので、千里は、働く看護師の姿を見てメモを取った。これまで学校で学んできたことが役に立ち、目の前で行われている看護がどういう意味を持つのか理解ができる。

千里は安心した。これなら慌てることはない。自分で実際にできるかどうかは別にして、座学や実習で覚えた看護と病棟で行われている看護には、極端な違いはない。指導の看護師たちも千里たちに説明をしてくれるだけで、質問をしてくることもなかった。

3年生に進級し、6月に戴帽式があった。当日はナイチンゲールの誓いを全員で一緒に発声する。千里はその全文を何日も前から復唱して暗記した。

「われはここに集いたる人々の前に厳《おごそ》かに神に誓わん」で始まり、「わが手に託されたる人々の幸のために身を捧げん」で終わる200字ちょっとの誓詞である。

当日、学生たちは講堂に集められた。照明が落とされて薄暗くなっている。中央正面にナイチンゲールの像が配置され、学生は像を前にして10人が1グループとなり、4列を作って並んだ。

千里はメンソレータムの白衣を着て、銀のアルミホイルに蠟燭《ろうそく》を立てた。教官が回ってきて、蠟燭から蠟燭に火を灯していく。そして帽子を被せてもらい、ピンで留めてもらう。本当の看護師たちは、角の立った逆三角形のようなナースキャップを着けているが、千里たちの帽子は円柱形だった。

全員に蠟燭の火と帽子が行き渡ると、ナイチンゲール誓詞をみんなで一斉に口にした。少女たちの声が講堂にこだました。

千里はほのかに感動した。(あ、いよいよかな)と胸が震える。もう少しで看護師になれるかもしれない。こうやってみんな看護師になっていくんだ。今までは病院見学に1回行っただけで、座学が中心で本当に看護師になれるのかなという一抹の不安があった。どうやって看護師が誕生するのか見えない部分があった。

だけど、帽子を被せられて、ナイチンゲールの誓いを述べたら、やっぱりナイチンゲールに近づいてきているような実感がある。ただ、この先の道にはまだまだ多くの課題もあることは十分に分かっていた。

それは教官が何度も「ここから先が大変なんだよ」と繰り返し釘を刺していたからである。これからも勉強が追いかけてくるし、今は座学が中心でも戴帽式が終わったら病院実習に行くことになる。そうすると患者のもとに行って学ぶことがたくさんある。先生方は、ここがスタートだと念を押していたのだった。千里は感傷に浸っている場合ではないと気持ちを引き締めた。

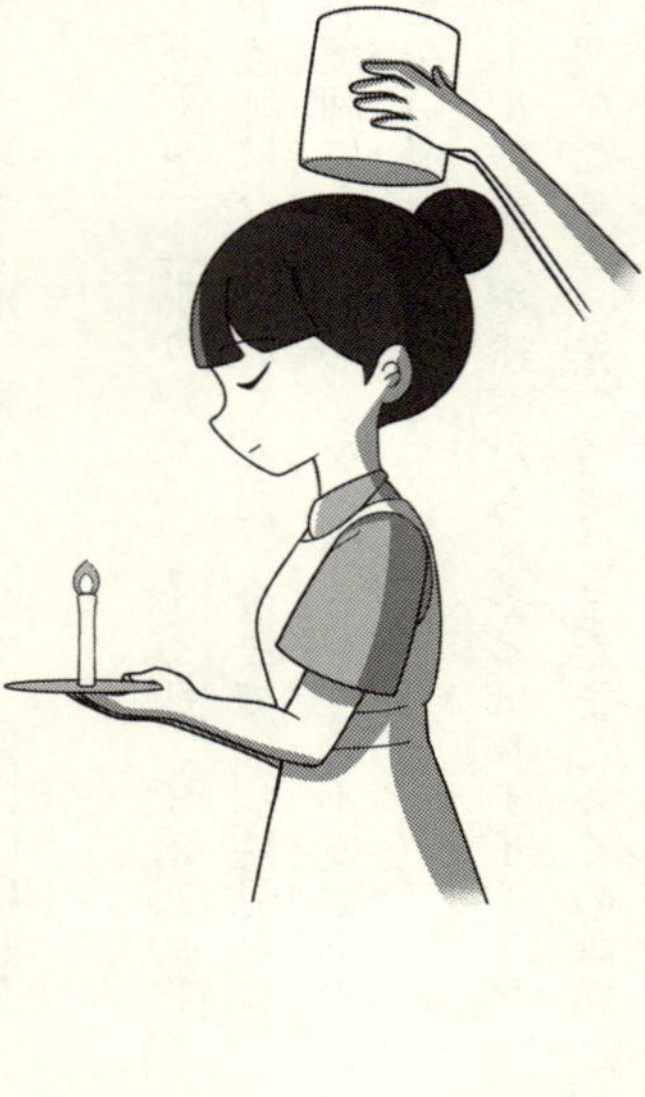

海が見える病院へ、今度は見学ではなく、実習として行く。千里には誇らしい気持ちがあった。帽子を被るというのはやはり気持ちが違う。帽子はナイチンゲールの象徴、そして看護師の象徴。その帽子を被って病院に行くということに背筋が伸びる思いがあった。

何かができるわけではないので、怖さもある。こんな立派な格好をしていても、患者さんから何かを頼まれたり聞かれたりしたときに、自分は何もできないという負い目のようなものがある。でも、やっぱり白衣を着て帽子を被るのはうれしい。プライド半分、不安が半分だった。

千里は整形外科に入院している患者を割り当てられた。教官からは、看護計画を立てるように言われた。これが千里には難題だった。

看護計画とは次のようなものである。この患者の現在の病状はどういうもので、いまどういう時期にあるかをまずはまとめる。その上で、その患者の問題点を列挙して、それをどう看護で解決していくか計画を立てる。これを書式にまとめるのである。

朝、ナースステーションで千里たち5人のグループは教官から看護計画を説明するように言われた。

「千里さん。ではその患者に対して今日はどういう看護を考えているの?」

そう言われても、自分に何ができるのか分からない。答えに窮するが、何とかケアのようなものを口にする。

「じゃあ、みなさん、病室に行ってください。夕方、またここに集合ね」

整形外科の大部屋には、今では考えられないが16人も患者が入っていた。両側8人ずつの2列だ。千里が担当する骨折の男性は部屋の一番奥のベッドにいた。千里が大部屋に入り奥へ進もうとすると、あちこちから声が飛ぶ。

「看護師さん、看護師さん。これ尿瓶。おしっこ、捨ててきてくれる?」

「はい。分かりました」

千里は病室から出る。尿を捨てて大部屋に入ると、今度は違う患者から声がかかる。

「看護師さん、看護師さん。ちょっと熱っぽいんだけど、体温、測ってくれる?」

「はい。分かりました」

千里はナースステーションに体温計を取りに行き、体温を測る。

「看護師さん、看護師さん」

今度は何? と思うと、内服薬のことだった。

「薬の数が合わないような気がする。オレはいつもこの薬を飲んでいるんだけど、残りの数が合わないいんだよ。どうなっているんだろう?」

千里は、メンソレータムの白衣を着ていたため、患者によっては学生だと知っていることもあった。そういう患者は看護師に聞きにくい薬の数のことを千里に訴えて、看護師につないでもらおうと思っていたのである。

また一方、千里のことを本物の看護師と思っている患者もいた。

「看護師さん、オレ、9時から検査だって言われているんだけど、誰も迎えに来ないんだよ。連れてってくれないか?」

「いえ、私は連れていけないんです」

「でも9時って言われたんだよ」

「分かりました。調べてきます」

こんなことの繰り返しで、千里が受け持ちの患者のベッドに辿り着くまでに毎日30分はかかった。

千里は患者のベッドサイドに行って、何ができるかというと、ある意味何もできなかった。というか、特段何もやることがなかった。患者のそばにずっと立っているだけである。骨折の患者はベッドに休んでいて、ただひたすら回復を待っている。つまり命に関わらない軽症の患者であり、看護できることは何もないという感じだ。手応えがなかった。

（私はここで何をしているんだろう？）

千里は朝から夕方までベッドサイドにいる中で、疑問を抱いた。これでは実習をしても一人前にはなれないのでは。だって本当の看護師さんたちは、目まぐるしく働き回っている。そして何人もの患者さんたちを見ている。でも私の患者は一人だけ。それも軽症でやることもなく。

たまに看護師から「この患者さん、レントゲン室まで連れて行ってね」と言われて指示通りに動くが、やることと言ったらそれくらいである。

だけど、教官からは一日の終わりに、しっかりと振り返りをやらされた。その日に看護できたことと、できなかったことをチェックされた。

「千里さん、今日はこれができなかったのね？　いつやるんですか？」

「明日、やってみたいと思います」

「今日できないことを、明日どういうふうにやるの？」

「ええと、ええと……」

千里は教官に問い詰められて焦った。

しかしあとで冷静に考えれば、焦ってもしかたがないという気がしてきた。

(病院実習って、メキメキと力を付けるものではなく、患者に慣れたり、病院に慣れたりするものじゃないかな。看護の雰囲気を肌で感じるものなのかも)

千里は半ば開き直った気持ちで毎日患者のそばに立った。


高校生の千里は1年生からバイトを始めた。年末年始の1週間、アパートから自転車で30分の港へ行き、魚の加工工場で早朝から働いた。午前中はタイのウロコ取り、午後にはコノシロのパック詰めだ。寒さが厳しく、千里はゴム製の長靴にカイロを入れ、エプロンを着けて仕事をした。ピーラーのような道具でウロコ取りをすると、ウロコが飛んで千里は全身ウロコまみれになった。

時給は490円だった。1日8時間で3920円。1週間働いて2万7440円だった。千里にとっては本当にうれしい大金だった。一切、無駄遣いはしなかった。

1年目は友人たちと一緒にバイトをしたが、2年目からは誰も来なくなった。千里はどうしてもお金を貯めなくてはならない。少しずつだが、2年目、3年目と時給も上がった。

さて、看護のこととは関係ないが、千里はブラスバンド部に入っていた。入学してすぐのクラブ活動紹介で吹奏楽の演奏を聴いて、一発で心を持っていかれた。楽器に触るのは初めてだったけど、音楽の授業で楽譜に親しんでいたので、すぐにクラリネットもトロンボーンも吹けた。

結局成り手が少ないトロンボーンを担当し、3年間吹奏楽にのめり込んだ。海が見える高校は野球が強く、県予選の決勝まで行った。千里は全力でトロンボーンを吹き、応援した。甲子園には行けなかったけど最高の思い出になった。

千里の高校3年間は、勉強半分、吹奏楽半分だった。今でも自分の青春は吹奏楽にあったと振り返る。

高校3年が終わりに近づき、准看護師試験が近づいてきた。クラブ活動は引退し、勉強に打ち込んだ。千里の成績はクラスで上位である。試験は90%以上の合格率なので、落ちる心配はない。

それでも朝型の千里は午前5時に起きて猛勉強した。そして無事に合格した。クラス40人、全員が合格だった。そうすると次の進路を決めなければならない。

前述したように、高校卒業後、東京の私立大学の看護学部に進学する子もいた。千里も大学へ行きたかった。進学する子が羨ましくてしかたなかった。でもお金がない。もしあったとしても、母を一人、父のそばに置いて東京に行くわけにはいかない。母を守らなくてはいけない。

准看護師の資格を取って、そのまま就職する子もいた。でも、千里はもう少し勉強をしたかった。専攻科へ行けば、正看護師の資格が取れる。千里は成績優秀者に入っていたので、小論文だけで専攻科を受験できることになっていた。

ほとんど迷わず、専攻科に進む決心をした。今度も梨花ちゃんが一緒だった。

11 注射の練習、痛みのケア

1992年（平成4年）、18歳になった千里は専攻科へ進んだ。おおまかに言えば、授業のスタイルは高校3年のときと同じだった。座学が中心であり、年に2回の実習が2週間ずつ病院で行われた。ただし、座学も実習も「深さ」が異なっていた。

座学は、これまでにやった医学・看護学の復習だった。だが一段も二段も深いレベルで看護を追究した。授業の内容は高度で複雑だった。また、新たにドイツ語の授業が加わった。この当時はまだ医学界でドイツ語が使われていたからだ。

しかしドイツ語の授業のレベルはそう高いものではなかった。皮膚科の医師が教官としてやってきて、ドイツ語のテキストを読み上げていくというものである。試験も学生に対して、ここからここまで読み上げなさいという簡単なものだった。

病院実習ではやはり看護計画に千里は苦しめられた。前日の夜に看護計画を立て、それを指導教官に見せてから病棟に行くという毎日である。ただ、やはり患者のそばにいてもできることは限られている。時間を持て余し、夕方までをどう過ごそうかと悩む日々である。

ところがあるとき千里の友人が、病室の湿度が低いからと言って、洗面器にお湯を入れて病室に置くということをした。千里は感心した。

（そうか。湿度をお湯で上げるなんて、忙しい看護師さんはしない。看護学生だからできることだ。では、何か自分もできないだろうか）

それから千里は患者のそばにいて、腰をさするとか、体位を変えるとか、つきっきりだからできることを可能な限りやるようにした。そしてよく考えてみると、自分には准看護師の免許がある。高校時代と違って教官のＯＫがあれば看護行為ができることに気づいた。

清拭は積極的にやった。教官から血圧を測ってきてと言われれば、血圧を測定して記録した。尿量のチェックも任された。膀胱バルーンが入っている患者の尿はバッグに溜まる。バッグをまっすぐ目の高さに持ち上げてチェックした。

内服薬の確認も積極的にやらせてもらった。薬は投薬係の看護師が管理している。たとえば、昼の内服の時間になると、千里は「一緒にやらせてください」とお願いして、患者の薬を受け取る。〇〇という薬を〇〇ミリグラム。それを声に出して確認し、患者の名前を確認して飲んでもらう。飲み終えたことをさらに確認し、投薬係の看護師に報告した。

病棟によって厳しく指導してくれる看護師と、放っておく看護師がいた。放っておかれると、しんどい。「あなた、何がやりたいの？」と言われると、千里は返事のしようがなかった。「〇〇をやって」と命令される方が楽だったし、「〇〇してみない？」と提案されると助かった。

実習が続いても看護計画には苦しめられ続けた。一生懸命考えて、「患部を挙上して、足を楽にする」とか目標を書いた。でも一日の終わりには必ず振り返りがある。できなかったことを文字にして説明しなければならない。同時に明日の看護計画も書く。千里には二重の重荷である。

実習の日々を過ごす中で、千里にはいま自分がステップアップしているという自覚がまったくなかった。できたことは、場慣れくらいである。病棟にいること、患者が自分の近くにいること、そういう日常に千里は慣れていった。具体的に自分には何ができるというものはなかったけれど、知らず知らずのうちに看護の世界に馴染んでいる自分がいた。

専攻科に行って、新たなアルバイトを始めた。春・夏・冬の長期の休みを利用して耳鼻科の診療所で働かせてもらった。準看護師の免許が活《い》きた。白衣は診療所から貸与されたので、ベテランの看護師も学生の千里も同じ格好をしていた。

地味な仕事としては、鼻の穴に入れる鉗子に綿棒を巻きつける仕事をみんなで黙々とやった。ネブライザー（吸入薬を噴霧する器械）の補助も大きな仕事だった。その耳鼻科診療所は規模が大きく、ネブライザー吸入を行うテーブルと椅子が10台、並んでいた。千里はネブライザーの中に薬液を入れて患者に渡し、自分でできない小さな子には付きっきりでネブライザーを持ってあげた。終わったあとの器具の洗浄も千里たちの仕事だった。

そのクリニックでは患者に注射をよく行っていた。ノイロトロピンを筋肉注射して、メイロンを静脈内に注射するのである。ノイロトロピンとはアレルギー止めである。アレルギー性鼻炎などの症状に効果がある。メイロンはめまいの患者に効果がある。

筋肉注射と静脈内注射では難しさがまったく異なる。千里は、学校で先端の丸い擬似的な注射針を使って注射を刺す角度だけは教えてもらっている。筋肉注射は直角に深く刺す。皮内注射は肌にほとんど水平に。皮下注射は30度くらいで。だが、友だち同士で模擬的に丸い針を肌に当てただけで、実際に注射した経験はない。

筋肉注射はやってみると難なくできた。これは技術を要さない。問題は静脈内注射である。まず駆血帯で上腕を縛り、患者に手を握ってもらう。肘の内側に静脈が浮き出たら、そこを目がけて針を刺す。血管内に入れば、血液の逆流がある。そこで駆血帯を外して、メイロンを注入する。刺入部《しにゅうぶ》をアルコール綿球で押さえて、サッと針を抜く。

千里は先輩の手技をじっと観察した。なるほど、こうするのか。何度も見ているうちに自分でもできるような気がしてくる。診療所には優しい先輩がいて、注射の難しい患者に対する静脈注射のコツを教えてくれた。

「老人は血管が逃げるのよ。そのまま刺すと、必ず外れる。だから、血管が見えたら、その手前の皮膚を引っ張るの。そうすると血管が引っ張られて一直線になるでしょ?

そこを刺すの」

「それから血管の出にくい患者は若い人でもいるよ。そういう人は、腕を下に下げてもらって末梢に血を集めるの。そして、手をグーパー、グーパーして血管を広げる。それでもダメなら蒸しタオルで肘をあっためる。そうすると血管が浮かび上がってくるから」

「努力を惜しんじゃダメ。血管が出なければやっちゃダメ。出るのを確認してから針を刺す。一か八かでやらないのよ」

千里はそういうことを聞くのは初めてだった。学校では教えてもらっていないことである。

先輩看護師は患者を選んでくれた。最初は血管がよく見えるやさしい患者さんから。先輩は小声で「この人、やんなさい」と囁き、千里に注射を譲った。患者から見れば、千里もベテランも同じ白衣なので、千里が初めて注射するとは気づかない。

やってみると、あっさり成功した。針が血管の壁をブチッと破り、静脈の中へ入っていく感覚が分かった。

（これって難しくないじゃん）

鼻高々だった。

千里の静脈注射が上手だと分かると、先輩たちはメイロンの注射を全部、千里に任せてきた。この当時、注射器はガラス製で50ccの容量だった。かなり重い。それに40ccのメイロンを吸い、次から次に患者に注射を打った。失敗したことはなかった。

何度も注射を打った経験は千里にとってとても貴重だった。海が見える病院の3南病棟で最初から注射がうまかったのは、ここで修業を積んだからだ。アルバイトは看護技術の実践の場でもあったのである。

この耳鼻科診療所には、梨花ちゃんもアルバイトに来ていた。梨花ちゃんの仕事は先生の診察介助だった。

千里のアルバイト代は時給1050円だった。ウロコ取りとは比べものにならない。決して大きな金額ではないけれど、千里は母と一緒にお金を貯めていった。そして専攻科2年の春、父が日勤でいないとき、荷物をリヤカーに積んで「夜逃げ」をした。

きちんとした住まいをまだ探せていなかったので、一時的に母の友人の家の納屋に住まわせてもらった。見るからにみすぼらしい建物で、中もガランとしていた。でも千里は自分がみじめだとは思わなかった。

キッチン・洗面所とトイレはあったが、風呂は母屋のものを借りた。炊飯器も持っていなかったので、鍋でご飯を炊いた。お粥のようなベチャベチャなご飯だった。貧しい食卓だったが、千里は幸せだった。平穏に暮らせることがうれしくて、うれしくてたまらない。

学校に持って行く弁当は、ほとんどご飯だけだった。ひじきが少し載っているくらいだ。みんなと一緒に昼食を摂るときは、やっぱり恥ずかしかった。でも、父の重圧から解放される喜びは何ものにも代えがたかった。

お金だって、これから自分が働けばどんどん入ってくる。もうお金を取られることもない。だからお金で苦労することは、これからはなくなるはず。今は一時の辛抱。この一番しんどいときを乗り切れば、これからどんどん良くなる。

だから、ベチャベチャのご飯でも、白米だけの弁当でも母には感謝の気持ちしかなかった。納屋での生活は3か月続き、ようやくアパートを見つけて転居したのだった。

学校の専攻科長の女性は千里の境遇を知っていた。だから千里を可愛がり、何かと心配りをしてくれた。専攻科長はボランティアで訪問看護をしていた。科長は千里を訪問看護に一緒に行こうと誘った。週末になると、一日2軒くらいの家を訪問し、老人の体を拭いたり、床ずれの処置をしたりした。

ほぼ毎週ずっと二人は週末に出かけた。そしてそのたびに5000円を千里は受け取った。ボランティアなので、科長は報酬を受け取っていない。ということは、この5000円は科長から千里へのお小遣いのようなもの、あるいは生活の援助だったことになる。千里は、人の心の優しさに触れることの喜びを感じた。

科長は千里の看護師としての資質をとても高く評価しているようだった。それは、境遇が貧しいこととは別の話である。学校の成績は2年間を通じてずっと3位だったから、勉強に関してはナンバーワンではない。でも科長は千里を認めていた。

千里がそのことを知ったのは病院に就職して5年くらい経ってからである。あるとき、1年先輩の看護師が千里に告げた。専攻科長から「今年、千里っていうものすごく優秀な子が入って来た」「千里はとても優秀よ」「あなたたちもがんばりなさい」と何度も言われたという。

千里は驚いた。でも、そう言えば……。2学年で一緒にやったバスケットボールで先輩たちがやけに体当たりしてくるなと感じたことを思い出した。そうか、それはそういうことだったのか。

専攻科の2年目が終わろうとしていた。実習ももう終わりに近づいている。千里は、末期の胃がんのおじいちゃんの担当になっていた。やはりこういうところは、高校のときとは異なり、難しい患者が割り当てられていた。おじいちゃんは全身の骨にがんが転移しており、特に腰を痛がっていた。「痛い、痛い」と一日中言っていた。

千里はいたたまれなかった。どうすることもできない。痛み止めの内服薬は1日3回までで、それを飲んだらあとは何もできなかった。千里はおじいちゃんを前にして何をどうすればいいのか分からなかった。「痛い」という声をこれ以上、聞くのは限界だった。もう逃げ出すしかなかった。

病室から離れて廊下の隅で、隠れるように看護記録をつけていると、主任に見つかった。

「千里さん！　あなた、何をしているの！」

「わたし……わたし、何もできなくて」

「何ができるか考えなさい。看護師でしょ！　そばにいるだけでいいから。患者のために最善を尽くすのが看護師の仕事ですよ！」

千里の心に「患者のために」と言う言葉が強く刺さった。とぼとぼと歩いて病室に戻った。おじいちゃんが「痛いよ、痛いよ」と声を出している。千里は心の中で「ごめんなさい」と詫びて、おじいちゃんのそばに駆け寄った。自然と手が伸びて、おじいちゃんの腰をさすった。何度も何度もさすった。さすっているうちに、おじいちゃんの「痛いよ」という声がやんだ。それでも千里は手の皮が擦り切れるくらい、腰をさすり続けた。

千里の2年間がこうして終わった。正看護師の試験はやはり合格率が90％くらいだった。千里は油断せずにきっちり受験勉強をして、試験に合格した。うれしいというよりも、ホッとしたという心境だった。これからは、海が見える病院に就職して、ちゃんとしたお給料をもらえる。生活の基盤が築ける。千里の心は明るかった。

今から振り返ると、5年間の学びの期間は、まるで螺旋《らせん》階段を上るようなものだった。いきなりステップアップすることはない。いつもこんなことをやっていて、一人前の看護師になれるのかと疑問に思っていた。

1年目で基礎の基礎を教わり、2年目でそれをなぞるように一段階あがり、3年目で病院を見学して、さらに一段階あがった。じわじわとゆっくり学びを積み重ねた。

専攻科1年目では準看護師免許を持って、幅広い知識を身につけ、もう少し深く重症の患者を見た。そして最終学年で全部の教科の学びを深めた。その歩みはとても緩やかだったけれど、気がついてみれば実力がついていたという感じである。5年という時間が千里に力を植えつけた。

さて、本章の最後に梨花ちゃんの話を付け加えておく。1章で千里は、学校の同級生二人と一緒に3南病棟に赴任したと書いた。そのうちの一人が梨花ちゃんである。

梨花ちゃんは就職して1年目の夏休み、趣味のオートバイで遠出をし、高速道路を走っていた。後ろから居眠り運転のトラックに撥《は》ねられた。即死だった。

千里が日勤で病棟に行くと、師長が梨花ちゃんの死をみんなに伝えた。

「うそでしょ！」

千里は叫んだ。信じられなかった。だから涙も出なかった。千里は、あとで梨花ちゃんが病棟に姿を現すんじゃないかと思った。夕方になって「準夜勤でーす」と言って梨花ちゃんが来るような気がする。そう思いながら仕事をした。でも梨花ちゃんは来なかった。その日、仕事を終え、ロッカールームで服を着替えていると、千里の頬に涙がボロボロと伝わった。

告別式で千里は弔辞を読むことになった。中学生のときに転校して来て出会ったこと、看護科に一緒に行こうと誘ってくれたこと、一緒に勉強し、耳鼻科のアルバイトも一緒に行ったこと、いま、自分があるのはすべて梨花ちゃんのおかげ。千里は嗚咽をこらえながら、弔辞を読んだ。

梨花ちゃんは、自分を看護師への道に導くために現れ、そして去っていった子。千里にはそう思えた。

海が見える病院の新病院は1997年（平成9年）の夏に完成した。そして、千里の新しい生活が始まる。

第四部

新病院完成！

12 恐怖の救急患者　ネジ男に串刺し人間……

新病院は立派な建物だった。旧病院とは比べ物にならない。東西に延びた7階建ての長方形のビルで、約500床あった。ベッド数は倍まではなかったが、建物の規模としては2倍くらいの印象だった。

旧病院はJRの駅に近かったが、今度の病院はまだ開発が進んでいない「荒地」に建っているという感じである。病院の敷地は異様に広く、どれだけ広いのかというくらい、駐車場が広がっていた。

病院の周辺ではいくつもの場所で工事が行われており、これからどんどんビルや住宅が建っていくのだろうという雰囲気である。また、国道が近くを通っており、かなり交通量が激しいことが見て取れる。

千里は院内に入ってみて、その明るさにちょっと驚いた。受付ロビーがとても広い。これならたくさんの患者が押し寄せても、十分に対応できる。それもゆったりとした居心地のいい空間で。病棟には個室が多くなったとも聞いた。また、整形外科の16人病室みたいなものはなくなったという話だ。

オペ室に行ってみると、やはり広くてピカピカに光っていた。前の「倉庫」とは全然違う。真ん中に広い廊下があり、左右に手術室が4つずつ並んでいる。全部で8部屋だ。手術室の扉のすぐ横の足元には、つま先を入れる窪みがあり、そこに足を突っ込むとセンサーが反応して自動でドアが開く。旧病院の手術室にはそもそも扉がなく衝立だったので、えらい違いである。

新しいオペ室でどんどん手術が始まるかも。千里は期待を抱いた。ところが、新病院にはそれほど患者は押し寄せなかった。手術の数も旧病院の頃とそんなに変わっていない。

（それはそうか。いきなり患者さんが増えるわけはないよね。今は助走期間なのかも）

オペ室にはたくさんのナースがいた。旧病院から移って来たベテランが数人と、新人の看護師や未経験の看護師が多い。千里は卒後4年目の若手ではあるが、自治医大で修業を積んだという、みんなとは違ったキャリアである。

千里は、外科の手術を中心に器械出しや外回りをやった。その間、若い看護師たちは手術に入らず、ベテランの先輩から器械の名称や使い方を教わっていた。そう、まるで千里が自治医大で最初に習ったように、開腹セット一式をバラして、器械の一つひとつを確認し、どこの棚にどういう器械が入っているかを教わっていた。

新しいオペ室に来て、うれしいことがあった。3南病棟で一緒に働いた二人の補助看護師も異動になってこっちへ来ていたのである。千里たちは再会を喜んだ。3人はこのあとも長く付き合うことになる。

また、新病院になってから看護師たちにちょっとした変化があった。ナースキャップが廃止されたのである。理由は、めったにクリーニングをしないため、帽子が不潔と考えられるようになったことである。さらに帽子は働く上で、機能的ではない。ぶつかったり、引っかかったりする。もう一つ言えば、徐々に男性看護師が増えてきたことも理由だった。

看護師のナースキャップ廃止は全国的な流れで、海が見える病院にも時代の波が押し寄せてきたというところであろう。千里は戴帽式の感激を思い出すと、ああ、時代は変わったんだなと感慨深かった。

ある朝、師長が千里たち全員を集めて、新しい仕事の話を始めた。

「みなさんご存知のように、新病院には救急部ができました。医師は外科や、整形外科、脳外科が担当します。でも、看護師は人数が足りていません。日勤帯はどうにかなっていますが、準夜勤、深夜勤に人がいません」

千里はもう話が読めた。梅安先生のときと同じだ。

「救急部が務まるのは、やはりオペ室の看護師です。それに正直なところ、手術の件数がまだ全然増えていません。そこで全員でローテーションを組んで、夜勤をしてほしいの」

千里としては「はい、やります！」という感じではなかった。救急部って一体どんな患者さんが来るのだろう。まったく想像がつかない。でもこれは全員参加の義務である。みんな不安そうに「はあい」とテンションの低い返事をした。

千里たちは二人一組で救急部の夜を過ごした。救急処置室はけっこう広い。医師が診察する机の隣に処置台があり、そこから少し離れた場所に患者が点滴を受けたりして横になることができるベッドが10台くらい並んでいる。ベッドとベッドとの間はカーテンで仕切られていた。

千里は急患が来ないことをひたすら祈った。運良く患者が一人も来ない日は、超ラッキーである。平穏な夜は、患者用ベッドで眠ることも許可されていた。こうなると、いわゆる「寝当直」なので、働かなくてもガッチリ当直手当を受け取ることができる。だが、新病院は国道に近いため救急隊からするとアクセスがよく、また周囲に工事現場が多かったので、けっこう患者が運ばれて来た。

「千里さん、急患、来るって」

準夜勤の時間帯に入ったばかりでいきなり先輩に言われた。

「どんな患者さんですか？」

「工事現場で酸素ボンベが爆発して、ボンベのネジが吹き飛んで頭に刺さっているらしいの」

「ひっ」

酸素ボンベのネジは直径10センチくらいの大きなものである。それが頭に刺さるって一体……。

「その人、生きているんですか？」

「死んだとは聞いてないから生きているんだと思う。準備しましょう」

「準備って何をすればいいんですか？」

「……そうね。何をすればいいのかしら？」

救急車が病院に着いた。50代くらいの男性のこめかみには確かに巨大なネジが突き刺さっていた。しかし……その男性は歩いて処置室に入ってきた。

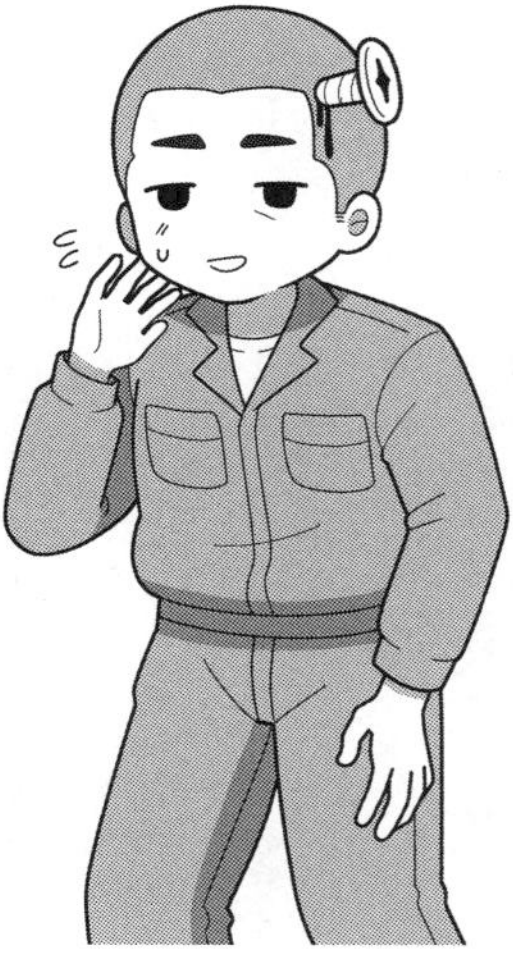

脳外科医が痛みや気分などいろいろと質問すると、その患者は普通に受け答えをした。

(こんなことあるの?)

千里は人間って何だろうかと驚いた。

X線を撮影してみると、ネジは頭蓋骨に食い込んでいた。

「じゃあ、これから緊急で手術しましょう」

「先生、お願いします。こいつを抜いてください」

千里は、患者をストレッチャーに乗せて手術室まで運んで行った。翌日、聞いた話では、手術でネジを除去し、骨を外して脳の損傷の有無を確かめたらしい。幸い脳には外傷はなく、今は脳外科病棟に入院しているとのことだ。

病院は海に近いので、海の事故もあった。やはり準夜勤の時間だった。

「千里さん、急患。船のスクリューに巻き込まれたって。これから来るわ」

「ひっ」

それってかなり重症のような気がする。スクリューに巻き込まれてただで済むはずがない。

「先輩、その人、生きているんですか？」

「……死んだとは聞いていないけど。だから準備をしましょう」

「準備って何をすればいいんですか？」

「……そうね。何をすればいいのかしら？」

救急隊が処置室にドカドカと入ってきた。雰囲気からして緊迫している。医師がすぐに「バイタル、取って」と叫んだ。

千里は患者に近寄った。長靴を履いた脚があらぬ方向を向いている。脈を取るまでもないことはすぐに分かった。患者は完全に冷たくなっている。医師は、蘇生は無理と判断して、すぐに死亡時刻をカルテに書きこんだ。

千里はどうやって死後の処置をすればいいのか分からなかった。患者とは初対面で、それもすでに亡くなっている。はっきり言えば、死体を病院へ運んできたようなものである。

病棟の患者とか手術室の患者は、みんな寝間着とか術衣を着て、言ってみれば「きれいな」格好をしている。でもここに来る患者は、当たり前のことだが普段着であり、土足である。日常を暮らしている人間に非日常的な事故が加わり、その状態で病院に搬送されてくる。そのギャップが千里にはショックだった。

（それにしても……）と千里はふと思う。もし非番の日に自分が街中で交通事故に遭遇し、脚がこんなふうに変な方向を向いている患者さんにぶち当たったら、自分は足がすくんで何もできないだろう。もしかしたら、その場から逃げてしまうかもしれない。やっぱり、白衣を着ると人間って変わるのかも。


救急部での仕事の流れは手術室とは全然ちがう。胃がんの患者であれば、これから胃切除を行うというように予定が立つ。このあとどうなるか分からないということがない。でも救急部は、患者の体の中で何が起きているかも分からないこともあった。

たとえば、意識障害の患者がくると、何が原因かは検査をしてみないと分からない。そうなると、千里は事前に何を準備するとか、これからどう医師を手伝うとか、予測を立てることがまったくできない。出たとこ勝負になる。これは千里にはストレスだった。

ある夜、電話が入った。酔った高齢男性が道端で転倒し、ぐったりしていると、通りがかった人が救急車を要請したという。千里が先輩と待ち構えていると救急車のサイレンの音がする。

救急隊の情報では、意識はあるが動けないとのことだ。千里は（どこが悪いんだろう？）とドキドキした。命に関わるような重い病気や怪我は勘弁してほしい。私もイヤだけど、患者さんだってイヤなはず。

患者をストレッチャーに乗せて、救急隊員が処置室に入ってきた。患者は目をつぶって動かない。ストレッチャーは処置ベッドに横付けされた。

「よし、処置ベッドに移そう」

医師の合図で千里たちは患者の体の下に手を入れた。千里は患者の頭を担当した。

「いち、にの、せーの！」

患者の体をふわっと浮かせると、千里の手の中で頭皮がベリッと剝けた。

「ひっ」

頭部外傷だったのか！　千里は思わず自分の手を見た。血は付いていない。床を見ると、髪の毛の束。よく見ると、髪の毛に固定用のピンが付いていた。

（か、かつら!?　びっくりさせないでよ！）

千里は心からの叫び声をあげた。結局ただの酔っ払いだった。

患者は夕方から宵の口に来ることが多い。でも、深夜に千里たちが仮眠をとっているときにも電話は鳴った。

「千里さん、千里さん、起きて。患者さんが来る」

「……はあい。どういう人ですか？」

「若い女性なんだけど、手首を切ったらしいの」

それって自殺ということだろうか。

救急車が到着してみると、30代くらいのきれいな女性と、少し年齢が上のご主人が現れた。外科医がさっそく傷を洗浄して、手首の様子を診察した。刃物による傷は6本あったが、いずれも浅く手術になるようなものではない。

消毒して傷を外科用テープで寄せて、女性の手首にはガーゼが巻かれた。点滴から抗生剤を持続注射して、患者は朝まで患者用ベッドで休むことになった。

処置が終わったので、千里たちも患者用ベッドで仮眠の続きをとることにした。目をつぶっていると、少し離れたベッドから男性の声が聞こえてくる。

「ごめんね。シズちゃん。ほんとにごめんね」

「……う、う、」

「ごめんよ、本当にごめん。必ず埋め合わせはするから」

「……う、う、う、誕生日、一緒に祝ってくれるって言ったのに」

「ごめんよ～」

（不倫かい！）

千里は憤慨した。

（もー、勘弁して、こんな夜中に！　私、寝る！）


師長の話では救急部の勤務は2か月間。あともう少しで終わる。早くオペ室に戻りたいなと考えているときに、重症患者が出たと電話が入った。先輩が眉をひそめる。

「30代の男性。工事現場で高いところから落ちたらしい」

「……」

「それで、下には剝き出しの鉄筋が何本も立っていて、その人、お腹が串刺しになったらしい」

「ひっ」

「それで先生が、鉄筋を抜かないで、電動カッターで鉄筋を切って搬送してくれって。

鉄筋を抜くと大出血するから」

「それで、その患者さん、生きているんですか？」

「それが、生きているらしいのよ」

救急車が到着した。ストレッチャーに乗った患者は腹を押さえていた。「痛えよ、先生、頼みますよ」とうめき声を出しているが、意識はしっかりしている。服に血が滲んでいるが、大量出血という感じではない。

「ルート、取って！」

医師の言葉で、千里は素早く患者に点滴を入れた。

「点滴、全開！　自然滴下でいいから！　バイタルはＯＫね？　じゃあ、レントゲンに行こう」

千里はひたすら医師の指示に従うだけだった。もちろん患者は緊急手術になった。

千里は患者を手術室に送り出しただけなので、手術を見ていない。だけど、翌日、その患者の様子は病院内で話題になっていた。結局、その患者の内臓には鉄筋は刺さっていなかったというのだ。腹と背中に貫通した傷がついたが、腸を含めてどこにも外傷がなかったらしい。

（そんなことってある？）

千里には驚きしかなかった。命を失っても不思議ではない転落事故である。数センチずれていたら、あの患者さんの運命は変わっていただろう。千里たちは、「あの患者さん、人生の運を全部使い果たしたかも」と囁きあった。

外科病棟に入院して、その患者は1週間で退院した。病棟の看護師たちにお礼を述べて「いやあ、これで一生分の運を使いました」と言ったという。千里は、やっぱり人間って同じこと考えるんだなとしみじみ思った。

千里の救急部での仕事はこうして終わった。正直なところ、楽しい仕事とは思えなかった。同じ外来でも、梅安先生のペインクリニックとは全然違う。その違いは、患者の受診の動機がまったく異なることにある。

ペインクリニックの患者は自分で外来へ行こうという意思がある。ナースは医師と一緒にその期待に応える。でも救急の患者にはその意思はない。本人の意思に関係なく、「運び込まれる」。

そうやって救急部にやってくる患者に対応するのは、千里には怖かった。もう、そろそろ勘弁してほしいというタイミングで手術室に呼び戻されたのだった。大きな声では言えないけれど、救急部の経験が自分のスキルアップになったとは思えない。この2か月は、恐れ慄《おのの》く2か月だった。

自分はやっぱり、オペ室のナース。手術室に戻ると千里はホッとし、つくづくそう実感した。

13 ライバル登場

手術患者は8時30分に入室する。千里たちは二人一組になって、器械出しと外回りを分担する。8時までには患者を迎え入れる準備をしておかないといけない。

器械出し担当は、器械台の上に必要な器械を揃えることが最重要である。メスはディスポーザブルなので、数種類のメスを用意する。メスの入った袋を破って、中に入っているメスをポトリと器械台の上に落とす。同じように、注射器も必要だし、電気メスも必要である。開腹手術なら、ガーゼは80枚。これらを器械台に載せると、いったん手術室を出て手洗い場に行く。

手を消毒して滅菌術衣を着る。もうここから先は清潔操作になる。前日に滅菌した手術道具一式を開け、ケースに納まっている器械を台の上に並べていく。これを「展開」

するという。器械の展開にはそれなりの時間がかかる。

不足があってはいけない。手術中に足りない器械があれば、外回りが器械室まで取りに行かなければならない。そうすると手術時間が延びる。手術が長くなれば、患者に負担がかかる。手術を1分でも早く終わらせることは患者のためであり、これはオペ室ナースの重大な使命だ。こうしてすべての道具を揃えるまでには30分以上はかかる。

外回りの仕事もとても多い。まず、手術台の位置を決める。手術台というのは、実は床に固定されていない。ロックを解除すると動かすことができる。かなり重いが力を入れて移動させる。

外科の手術であれば、手術台は手術室の中央で問題ない。しかし脳外科の手術では顕微鏡が入る。そのため、顕微鏡を入れやすいように、手術台の位置の調節が必要である。整形外科でもCアームというX線透視装置を使う。Cアームは文字通り、アームが「C」の字をしており、これが患者を上下から挟んでX線を出す。かなり大きな機械なので、手術台の位置調整が必要になる。

麻酔器も心電図モニターも準備する。麻酔科の医師が使う注射器や喉頭鏡《こうとうきょう》、気管内チューブも用意する。もちろん、麻酔科医は手術室にやってくると、すべての道具を点検するが、あらかじめ用意しておくのが外回りの役目だ。

さらには、点滴のルートを作り、点滴ポンプもセットアップする。大きな手術になるときは、点滴ルートが2本になるかもしれない。それも予測して用意する。手術台の上にヒートマットを敷き、患者のかかとが当たる箇所には緩衝材を置いて、最後にシーツを敷く。


手術が始まれば、医師から次々に「ペアン！」「剥離鉗子！」と声がかかり、手が伸びてくる。器械出しは素早く、器械を術者の手の中に入れる。医師が器械を持ち直さなくていいように、一発でビシッと手の平に入れることが大事だ。外回りの仕事は前に述べたように手術記録と出血カウントが中心になる。

手術が終わると、器械出しは「下がりまーす」と声をかけて、器械台を器械室に運ぶ。そこで使った器械を洗う。補助看護師が洗いの中心的な役割をしてくれるが、可能な限り自分が使った器械は自分で洗う。ただし、翌日、膵臓がんなどの大きな手術に自分が入っているときは、洗浄を任せて器械を組む方に取り掛かる。

翌日必要な器械一式をオートクレーブに入れて滅菌すれば、その日の仕事は終了だ。

海が見える病院では、千里が手術室に復帰したタイミングに合わせたかのように、患者数が激増していた。手術件数もうなぎのぼりになっていた。八つの手術室がフル稼働し、手術室に入る患者、出ていく患者が交錯し、言ってみればオペ室は賑わった状態になっていた。

千里は、器械出しでも外回りでもどちらでもよかったが、やはり器械出しの方が好きだった。最大の理由は特等席で手術を見ることができるからだ。外回りは手術野を見ることがあまりできない。ときどき足台に乗って中を覗くことがあったが、外回りが手術台に近づくのは不潔行為になるので、それには気を使う必要があった。

千里は、この慌ただしいオペ室の流れに完全に乗った。自治医大で習ったことが役に立ったというよりも、オペ室ナースとしての動きが自然と身についていたという感じだ。考えて行動するというより、体が勝手に動いた。

器械台に並んだ器械を見た瞬間に、(あ、今、この手術には曲がりのモスキート鉗子が4本足りない!)とか、(次には4-0バイクリルの糸が必要。準備しておこう!)とかが判断できた。だから千里が手術に入ると、何かの器械が足りなくて手術が止まるということがなかった。

各々の科で使う器械は異なる。外科で使う器械、婦人科で使う器械、呼吸器外科で使う器械。共通するものも多いが、その科でしか使わないものもある。器械出しをしていると、あらゆる器械を覚える。

外科医は外科で使う器械しか知らない。定型的ではない手術になると、どうしても先に進まなくなることがある。うまく癒着が剝がせないときや、手術野が展開できずに視野が悪いときなどがそうだ。

そういうときに千里は、婦人科でこういう器械を使っていますけど、使いますかと提案してみる。すると外科医は「そうなの？　ちょっと持ってきてくれる。見てみたい」となり、千里の案が採用されて、婦人科の器械を外科が使ったりする。もちろん婦人科医が外科の器械を使うこともある。

だからこそ、千里は手術を見るのが大事だと考えていた。見なければ、この道具が役に立つかもしれないとかの提案ができない。オペ室にある器械を総動員して少しでも早く手術を終わらせるのが千里の目標だった。

ただこれには注意が必要で、その日の午後に婦人科の手術が入っている場合にはこれはできない。だから千里は朝一番にオペ室ホールのホワイトボードに書かれた手術一覧を読んで、どの手術にはどの器械が使われる予定か全部頭に叩き込んでいた。

千里は水を得た魚のように活き活きと働いた。こうして新病院の1年目は順調に過ぎた。

2年目の4月に新しいスタッフがオペ室に加わった。遥香先輩。千里よりも2学年先輩だ。彼女は、元々は旧病院のオペ室で働いていた。そして千里の1年後に自治医大のオペ室に1年間研修に出たのである。その遥香先輩が帰ってきた。

千里は遥香先輩の評判を3南病棟にいたときから何度も聞いていた。「よくできる」「優秀」「若手のホープ」。医師も看護師も褒めていた。遥香先輩はオペ室勤務になると、さっそく器械出しや外回りとして活躍した。

でも数か月経っても、千里は、遥香先輩の器械出しを一度も見たことがなかった。二人は器械出し・外回りのペアを一回も組まされていなかったのである。師長はどういうふうに考えたのだろうか。確かにオペ室にはベテランのナースもいたが、千里と遥香先輩がすでにエースのような存在になっていた。師長からすると、この二人を組ませるのはもったいない。別々の手術室で働いた方が、それぞれ力を発揮できる。そう思ったのではないか。

だから、千里は遥香先輩がどういう器械の出し方をするのか知らなかった。ラウンジで一緒になってもほとんど話をしなかった。自分は後輩なので、なれなれしく話しかけることはできない。遥香先輩はみんなと打ち解けてよくお喋りしていたが、千里には話しかけてこなかった。

みんなで談笑しているときに、千里はふと遥香先輩の方に目をやった。すると彼女は周りの人間をしっかりと見ていることに気づいた。人の内面を観察するように。実力を値踏みするように。こんなに人のことを見るナースは初めてだと、ちょっと怖かった。

ある日の夕方。器械組みが終わって、これから帰ろうとしたとき、廊下で千里は師長から話しかけられた。二人きりで周りには誰もいない。

「千里さん、あなたを旧病院のオペ室で1年くらい働かせておけばよかったわ」

唐突だった。千里は何を言われているのか分からなかった。

「そのあとで自治医大に研修に出せばよかった」

「……」

これは遥香先輩と比べられている。愕然とした。そんなに自分は遥香先輩よりも劣っているのか。

千里はアパートに帰って考え込んだ。自分はけっこうできていると思っていた。思い上がりだったのだろうか。自分の何が足りないんだろう。一体何をすればいいのかな。オペ室の仕事は全部きちんとこなしているはずなのに。

(もしかして、自分は患者さんのことをよく分かっていないのかもしれない)

千里はふとそう考えた。新人のとき、3南病棟で、自分はわけも分からず患者にブロンプトン・カクテルを飲ませていた。あのとき自分は患者が余命幾ばくもない末期がんだと知らなかった。それと同じことかもしれない。

手術は何度も見たけど、それは自分の目で学んだものだ。ちゃんと系統的に外科学を勉強したわけではない。言ってみれば、先輩から後輩の自分へ、口頭で教えられただけかもしれない。自分に決定的に足りないのは、きちんとした勉強だ。

次の日から千里は早朝に家を出た。図書室に行き、解剖学の教科書を開いた。胃に流入する血管はこれとこれ。肝臓にいく血管はこうなっている。乳がんの手術では大胸筋や小胸筋を取ることもある。筋肉の下にはこういう血管がある。

そうか、あの手術の手順にはそういう意味があったのか。外科学の教科書も開いた。外科学とは解剖学の応用である。解剖が分かっていないと、なぜその手順になるかが理解できない。図書室通いが続く中で、千里には今まで見えないものが見えてきた。

ただ、教科書だけでは理解しきれないこともあった。そこで千里は手術が終わると医師室に足を運び、外科の副部長に手術術式を教えてもらった。

外科は前に述べたようにスタッフは7名。部長と副部長がチームを引っ張っている。この二人は年齢がやや離れているが、実力は二人ともピカイチだった。部長に聞くのははばかられたので、千里は副部長のところに行ったのである。

「いいですよ。何でも聞いてください」

「乳がんの手術はいろいろ術式があると思うんですけど、何がどう違うんですか？」

「ああ、マンマ（乳がん）ね」

副部長は絵を描いて説明してくれた。

「これがハルステッド。定型的乳房切除術。皮切《ひせつ》はこう。大胸筋も小胸筋も摘出します。こっちの絵はペイティ法。大胸筋は残しますから縮小手術です。それから、こっちの絵はスチュアート。拡大リンパ節郭清をします」

「どういうふうに使い分けるんですか？」

「がんの手術は拡大すればするほど根治の可能性が高まります。しかし同時に術後の後遺症が大きくなります。がんが広がっていれば、それだけ手術も拡大しないといけないわけですが、進行している患者は拡大手術をやっても結局、根治を得られないこともあります」

「難しいですね」

「難しいです。外科学って手術適応を決める医学なんです」

千里には、初めて聞くような話だった。

「先生は手術中に何を考えながら、手術をしているんですか？　手術で一番大事なことは何ですか？」

「……早く終えること。血を出さないこと」

千里は、それはそうだと思った。

「では、どうするか？　血管は縛ってから切る。そうすれば血は出ません。でも手術野に見える索状物が、血管なのか、神経なのか、結合織（線維成分や脂肪のスジ）なのか、それを見極めるって難しいんです。結合織なら、電気メスで焼き切ってしまえばいい。でも血管を切ると出血します。だから縛る。この判断を誤ると血が出ます。血が出れば手術が長引きます。縛る必要のない結合織をいちいち縛っていたら、これも手術が長引きます」

（そうか、手術ってそこまで考えてやるものなんだ）

千里はこれまで手術を一生懸命見てきたつもりだったけど、それでは足りないことに気づいた。外科医は切っていいものと、縛るものを目で見て区別している。自分も区別できなければ、適切な器械をすばやく出せない。

「ところで自治医大はどうでした？」

「はい。勉強になりました」

「あれはうちの部長があなたを推薦したんですよ」

「え、そうなんですか！」

なぜだろう。３南病棟で一緒に褥創の処置をしたときに、気に入られたのだろうか。自分をなぜ買ってくれたのか分からない。元気に「ハイ！　ハイ！」と返事していたのがよかったのかもしれない。

千里は思い切って質問してみた。

「遥香先輩の器械出しってどんな感じなんですか？」

「うまいですよ」

即答だった。

「自治医大に行ってさらにうまくなりました。帰るときは、向こうの師長に引き止められたそうです」

自分はそんなことはなかった。ワインばかり飲んでいないで、もっと学んでいればよかった。

「こういうことがありました。彼女が器械出しのとき、胃切除の手術で、ぼくは最初から最後まで器械の名前を一切言わなかったんです。ぼくの思っているものが出てこなかったのは3回だけでした」

千里はショックだった。自分は言われた器械をいかに早く渡すかが看護師の仕事と思っていた。でも遥香先輩は違う。自分で判断して器械を渡しているのだ。千里は根本的に考え方を改めないといけないと思った。

千里はこれまで以上に手術野を見るようになった。看護師は男性の外科医たちに比べて背が低いので足台に乗って器械出しをすることが多い。でもこれでは不十分だ。外科医の指の先に何があるか、血管なのか、結合織なのか、切るのか、縛るのか、見極めようとした。

千里は胃がん全摘出の手術で、外回りの看護師に「足台、もう一つください」とお願いした。2段の足台に乗って術野を見る。だが、胃と食道の境目あたりになると深くてよく見えない。

「もう一つください。それから、下半身、不潔になるので、滅菌シートをください！」

外回りから滅菌シートを受け取ると、腰に一周巻いてコッヘル鉗子で止めた。腰巻きである。

千里は3段の足台に乗った。外科医が今何を欲しがっているのか、千里は言われる前に判断しようとした。

そして千里は外科医の手も今まで以上に見るようにした。針を持針器で挟み、糸を針に通して外科医に渡す。するとまれに外科医は、針を持針器で持ち直すことがある。針と持針器は90度の角度で持つのが標準だが、深くて縫いにくい場所では外科医は針を1

20度に持ち直したりする。

今までは器械を渡して終わりだった。だが、千里は外科医が針の角度を変えると、続けて出す針と持針器も同じ角度にして出した。外科医がそのまま縫ってくれれば（よし！）と思った。

外科医が深部を糸で縛るときも、千里は60センチの糸を出すか、75センチの糸を出すか咄嗟に判断した。長過ぎても、短過ぎても深部結紮《けっさつ》はうまくいかない。うまく結べないと大量出血につながることもある。外科医の縛り方を見ているうちに、ちょうどいい長さの糸を一発で選べるようになった。

3段の足台に乗り、千里は喰らいつくように術野を見て、外科医の手の先を見た。器械出しは見ることがすべてだと改めて悟った。

このあと、結局、千里は遥香先輩と一緒に仕事をすることはなかった。翌年、先輩は市立循環器病センターに異動していった。新しいチャレンジをしようと決めたのか。千里は、あの先輩ならそういう生き方をするだろうなと思った。

14 短い手術は30分、長い手術は24時間

オペ室で最も賑わっていたのは、ある意味で眼科だった。白内障の手術が多く、どこにこんなにたくさんの患者がいるのかと千里は驚いた。午前に4件、午後に4件、1日に8件の手術があった。これが週に2回である。

手術が終われば、ストレッチャーで患者をオペ室の出入り口まで運び、入れ替わりに次の患者が乗ったストレッチャーを中に入れるという流れだ。次から次へという感じで、千里は（これなら外科の胃切除の長い手術1件の方がいいな）と、眼科の手術を敬遠気味に見ていた。器械出しも外回りもてんやわんやになり、口の悪い看護師は「お祭り手術」と呼んでいた。

千里が驚いたのは、眼科の麻酔のかけ方である。麻酔は麻酔科医ではなく、眼科の先

生が自分でやった。今の時代なら、白内障の手術は点眼薬の麻酔だろう。だが、この頃は、球後麻酔という方法を使っていた。

先生が手にした注射器には、フック状に湾曲した針が付いていた。

（え、こんなの見たことない）

千里は自治医大でも球後麻酔を見た経験がなかった。先生は、患者の上まぶたのところに針をブスッと刺し、目ん玉の湾曲に沿ってぐるりと針を進める。針の先端が目玉の後ろに進んだところで、注射筒を押して局所麻酔薬を撒《ま》く。

（えぐ！）

千里はそれを見て、将来自分が白内障になってもこの手術だけはイヤだと思った。

手術は流れに乗ってスムーズに進む。角膜を切開して濁った水晶体を取り出す。べろりんと出てくる水晶体は、まるで白い肝油ドロップのようだ。その次は、レンズを入ればいい。レンズには固定用の「ヒゲ」みたいな突起が2本付いているので、中に入れればそのまま固定される。30分もあれば手術は終了だ。

千里は、外科の手術を見ていて、同じ手術は二つとないとずっと思ってきた。だが、眼科の白内障手術は患者の個人差というものがほとんどなかった。器械出しの看護師も同じ手順で器械を出し、外回りも毎回同じ内容の手術記録を付けた。

毎回同じ手術内容で、おまけにバタバタと慌ただしい患者の入れ替え。千里は当初、（ちょっとこれはどうかな？　私の好きな手術じゃない）という気分だった。しかし途中から、だんだん眼科手術のおもしろさや不思議さに惹かれ、ハマっていった。

網膜剝離の患者では、球後麻酔をかけたあとに、白目に3本の器具を差し込む。1本は灯りで網膜を観察する。2本目は水を流して中を洗う。もう1本は、レーザーである。この光凝固という方法でパチパチパチパチと、剝がれかかった網膜を焼き付けて固定する。

千里は（目ってどうなっているんだろう）と不思議だった。目はとてもデリケートな器官で、ちょっとゴミが入っただけでも猛烈な異物感がある。ところが、患者さんたちは球後麻酔を打たれ、先生は角膜を切開して水晶体を新品に入れ替えたり、目にレーザーの器具を刺したりしている。こんなの、あり？

千里はあらためて目の構造を教科書で調べ直し、目の持つ機能を学び直した。

（よし！　もっと本格的に勉強しよう！）

そう決めた千里は、飛行機に乗って東京まで行き、眼科の学会に参加した。一生懸命勉強しようと思ったが、学会は医者ばかりの集まりで看護師にはちょっと難し過ぎた。

眼科の先生のことも千里は好きだった。おもしろい先生で、手の空いたときに、若い千里をからかうように明るく話しかけてくる。ただ、ときどき、言葉以外に手が伸びてくることもあり、「セクハラかよー！」ということもあったが。

短い手術といえば、形成外科も短時間でやる手術が多かった。巻き爪の手術とか、ほくろの除去とかを先生はゆったりとしたペースで悠々とやった。それでも15分くらいで終わる手術が多かった。一日に4件くらいの手術を丁寧にやるという感じである。患者と患者の入れ替えも時間をとってゆっくりやった。

小児外科の手術も短い。ベテランの先生が、一人で小児外科をやっていた。年間の手術数は150件くらいで、その大半が鼠径《そけい》ヘルニア（脱腸）だった。小児外科の手術では、器械出しの看護師が先生の助手を務める。先生の正面の位置に立って（これを前立ちという）、先生を手伝う。そうすると器械出しはいなくなるので、先生は器械台に並べられた器械を自分で取る。

千里は小児外科の器械出しにつくことが、ほかの看護師よりもなぜか多かった。最初は、手術の傷が小さくて何がなんだかよく分からなかった。剥離が奥へ奥へと進むと、先生は白いヘルニアの袋をつまみ出して、根本で縛った。それが魔法のように見えた。一体どこからヘルニアの袋が突如として出てくるの？

しかし何度も前立ちを務めているうちに、鼠径ヘルニアの解剖が分かってきた。皮膚を切ると、次には白く薄い筋膜が出てくる。その筋膜を切開すると、次には少し頑丈そうな腱膜が出てくる。それを切開すると、精索と呼ばれる精管と血管の束が出てくる。その中にヘルニアの袋が隠れているのである。

千里は、先生が一層を切開するごとに鉤をかけて傷をグイッと広げる。先生がサッと切る。千里がグイッと広げる。サッとグイッ、サッとグイッで、千里はまるで小児外科の一員のようになっていた。

（私って器械出しナース？　それとも外科医？）

息もぴったりの二人であった。

短い手術といえばもう一つある。産科の帝王切開である。お腹をザーッと切って、子宮をズバッと開き、お腹をギューギュー押して赤ちゃんを取り出す。ものすごいスピードだ。

千里は帝王切開を見て、生命の神秘を感じ、赤ちゃんの可愛らしさに感動し……ということはまったくなかった。そんなヒマはないのである。赤ちゃんは、生まれるとすぐに助産師さんに運ばれていく。千里は赤ちゃんの顔をまともに見たことがなかった。その代わり、「はい、胎盤出たよー」と先生から胎盤を渡され、重量を計測するのであった。

大掛かりの割にはそれほど長時間にならないのが、整形外科である。人工骨頭の置換手術（股関節のもろくなった骨を人工のものに換える）がけっこう多かった。整形外科の手術はハンマーを使ったり、ノミを使ったりする。はっきり言って、力作業である。先生たちは額にハチマキを巻いて手術に臨んだ。大汗をかくからである。そのため、手術室の温度は16℃に設定されていた。千里は寒くてしかたなかった。

患者は横向きで手術台に横たわる。臀部《でんぶ》の方を切開して深く進んでいくと股関節に到達する。そこで先生は患者の太ももを掴んでゴリゴリッと股関節を外す。最初この場面を見たとき、千里はさすがにビビった。

もろくなった大腿骨頭を削り取って人工関節に植え替える。骨頭を受ける臼蓋《きゅうがい》ももろくなっているので、人工臼蓋に置き換える。こうしてバキッと人工関節同士を嵌めれば手術は終了である。

整形外科の手術は非常にダイナミックであると同時に、手の外科という分野もあり、指の手術をコツコツと細かくやることもあった。

同じ意味で、大きな手術の割に短時間で終わるのが呼吸器外科である。胸を開けて肺の部分切除をするのだから、どれほど大変なのかと、初めて手術についたとき千里は身構えた。ところが手術は粛々と進み、出血もほとんどなくあっさり終わった。

千里にはその理由が分かった。

（そうか、胃がんの手術と違って再建〔摘出した胃を小腸で補う〕がないからだ。進行した肺がんならば、リンパ節郭清や周囲との癒着で時間がかかるかもしれないけど、定型的な肺葉切除なら、それほど時間はかからないんだ）

外科の手術の長さは中くらいである。胃がんの手術とか直腸がんの手術では朝から始まり、昼過ぎに終わるというイメージだ。難易度の高い、食道がん・肝がん・膵臓がんになると、朝から夕方までという長さになる。

最も長い手術はなんと言っても脳外科である。新病院が完成した最初の数年は、どういうわけか脳腫瘍の手術がとても多かった。千里は器械出しも外回りも何度も経験した。

「千里さん、明日は脳外の器械出しね。脳腫瘍だから、よろしくね」

そう師長に言われると前日から準備に入る。準備というのは、食事のときに水分を口にしないことである。大好きなコーヒーも絶対に飲まない。トイレ休憩なんてないからだ。そしてカップラーメンとカロリーメイトを買っておくことも忘れない。

脳外科の手術は、看護師を含めて全員が椅子に座って行う。手術時間が長いことと、顕微鏡を使うことが理由だ。千里は覚悟を決めて器械出しにつく。

頭を開けるまではスピーディーで、器械出しとしてやることが多く、サクサクと進み、まあ、ここまでは楽しい。しかし顕微鏡がセットアップされると、時間が止まる。先生は、慎重に慎重にゆっくりとゆっくりと、脳をかき分けていく。神経細胞の集まりだから傷をつけてはいけない。千里はモニターに目をやり、手術の様子を見るのだが、正直なところ何をやっているのかよく分からない。

ヘラと綿で脳を押さえて、奥へ入っていく。腫瘍に到達したら、周りの脳組織に触れないようにマイクロ剪刀とかマイクロ電気メスを使って、ちょっとずつ切り込んでいく。

その歩みが実に遅い。

気がつけばお昼。千里は昼休憩のためいったん手を下ろす。ラウンジで弁当を食べて、またオペに戻る。モニターを見ると術野が何も変わっていない。ジリジリ、ジリジリ、ちょっとずつ進む。外科の先生は手術中にドリカムやサザンオールスターズなどのJ－POPの音楽を鳴らすが、脳外科の先生は音楽は好きではないようである。まったく無音の中でジリジリ、ジリジリ、ちょっとずつ進む。

夕方になる。ほかの看護師たちは帰る時刻である。師長と何人かの看護師が顔を出す。

「千里さん、代わりますから、ちょっと休んで」

千里はふたたび手を下ろし、ラウンジに行き、カップラーメンとカロリーメイトを食べる。一息入れて手術室に戻り、モニターを見る。何も変わっていない。

「じゃあ、がんばってねー」

声をかけて、みんなが去っていく。

夜になると、先生が「飴!」と小さく叫ぶ。外回りの看護師は飴を手にし、先生のマスクの中に手を入れ、飴を食べさせてあげる。低血糖の予防である。

深夜になり、「よし、CUSA《キューサー》を使おう」と先生が言う。腫瘍を超音波外科吸引装置のCUSAで削り取るのである。外回りの看護師はCUSAをセットアップする。このときに看護師に付き合ってくれるのがCUSAを納入している業者さんだ。もしCUSAに不備があったら対応しなくてはならない。そのため業者さんも朝からずっとオペ室内にいるのである。

千里は器械出しでありながら、あまり器械を出すこともない。ずっと無音の空間で座っているという感じだ。喉が渇くこともなければ、尿意を催すこともない。お腹はちょっとだけ減っている。

オペ室のドアがガーッと開いた。師長さんだ。ということは朝になったのである。もう24時間だ。

「あ、こうなっちゃったのね」

師長の顔を見れば、本日の看護師のメンバーを組み直さなければいけないという弱り切った表情が読み取れる。さすがに千里と外回りのナースはこれから新たな仕事はできない。

「ほとんど取れましたので、今から頭を閉じます」

先生の声を聞いて千里はホッとした。これで家に帰れる。ようやく眠れる。でも先生はこれから病棟の回診と外来診療を始めるはず。医者は過酷だなと千里はちょっと同情した。

なお、脳外科の先生のことも千里は好きだった。おもしろい先生で、手の空いたときに、若い千里をからかうように明るく話しかけてくる。ただ、ときどき「セクハラかよ」という内容もあった。ちょっとここでは言えない言葉だが。

オペ室ナースには、どこかの科の専属のように、一つの科の手術を得意としている人と、オールマイティーに全部の科をこなす人がいた。その辺のバランスは師長が全体の動きを見て決めていた。千里には特に苦手な科はなかった。自然とすべての科の器械出しをやるようになっていった。

15 良い医師、ダメな医師

一時は眼科の手術にハマッた千里だったが、それでもやはり手術の王道は外科だと考えるようになった。外科はすべての科の中で頭抜けて人数が多い。週3回の手術日に2部屋並列で2件ずつ胃がんなどの手術を行っていた。また、食道がんや膵臓がんの手術はダイナミックで千里は器械出しに入るとやりがいを感じた。そして、朝から始まって遅くても夕方には終わるというのがよかった。

外科の部長は手術のテクニックがバリバリに優れているというよりも、チーム全体を上からよく見ており、細かいことには口出しをしなかったが、締めるところは締めるという感じだ。自分で執刀することはあまりなく、研修医や若い医員の前立ちを務めて、手術をいつも教えていた。

副部長は、外科医として脂が乗り切っているという感じで、どんなに難しい肝切除でも、まるで鼻歌まじりのような感じでどんどん手術を進めるテクニックがあった。千里は、乳がんの術式を教えてもらった恩も感じており、副部長の手術に入るときには一層気合を込めた。もちろん、部長の手術も勉強になるので好きだった。

外科が中心になって骨盤内臓全摘出の手術が行われたことがあった。患者は女性で直腸がんが周囲に広がり、命を取り留めるためには腸も子宮も膀胱も摘出するという判断になった。手術には副部長たちの外科チームのほかに、婦人科の部長と泌尿器科の部長が入った。かなりの大手術である。

千里は外回りを務めた。途中から出血が多くなり、急速輸血が始まった。千里は出血カウントしていたので、トータルの出血量を把握していた。途中でこのままでは危ないと思った。無理したらかえってよくない結果になる。本当にこのまま続けていいものかと心配になった。だが手術は大部分が終わっており、あとは前に進むしか選択肢はなかった。そのとき麻酔科医が叫んだ。

「心停止！」

千里はギョッとして、術者たちに目をやった。

副部長の先生は、器械台の上に置いてあるメスを奪い取るように手にすると、患者の胸にかかった滅菌シートを剝がし、胸を「L」字形にザクッ、ザクッと切った。

（これって開胸直接心臓マッサージ!?）

と同時に若い医員が両手を重ねて患者の胸骨をドスン、ドスンと押した。

「絶対、手術室で死なせてはいかん！」

いつもは温厚な副部長が叫ぶ。

これで心臓の拍動が再開しなければ、胸骨を縦に切開して、副部長は直接心臓を手で摑んで揉むはず。千里はこんな光景を見たことがなかった。

固唾を呑んで見つめていると、モニターから「ピッ、ピッ、ピッ」と音が鳴り始めた。波形が出ている。蘇生に成功したのだ。

この患者はこのあと、ＩＣＵに入り、一命を取り留めた。

副部長が胸を「L」字に切ったのは本当に速かった。一瞬の判断だ。結果として胸は開けなかったけど、外科医は瞬時に判断できることが何よりも大事だと千里は痛感した。副部長は良い医師である。

副部長より少し若い医長の先生は、千里とは相性がよくなかった。手術を勢いよくガンガン進める先生で、ちょっと周りが見えていないのではないかと千里には好ましく思えなかった。

外科医は器械出しの看護師から器械を受け取り、使い終われば器械台の上に置くというのがルールだ。でも医長先生は熱くなると、器械を戻さず、手術野の周りに置きっぱなしにすることがよくあった。いつの間にかペアンや剝離鉗子がどんどん器械台から無くなり、患者の手術創のまわりに散乱していたりした。こういうとき、千里はきっぱりと言った。

「先生、器械、戻してください」

「おう、分かった、すまん、すまん」

まとめてペアンが10本くらいドサッと返ってくる。千里は素早く台の上にペアンを並べる。しかし、手術が進むとまた器械は患者の手術創の周りに溜まる。千里はやれやれと思いつつ、

「先生、器械を戻してください。器械出しができません」

「ん？　おう、分かった、すまん、すまん」

医長先生はペアンや電気メスをまとめて返すと、最後に深部操作用の長いハサミを器械台の上に放り投げた。ドン！　と音がして、並べてあったペアンの列が崩れた。

「先生、器械を投げないでいただけますか？　器械が傷みますから」

医長先生は千里より二回り年上であるが、こういうとき千里はピシャリと言うようにしていた。

「あ、ごめん、ごめん……すみません」

外科医にとって器械は命であるはず。器械を投げる外科医はダメな医師である。


オペ室のナースたちが、仕事が終わって飲みに行く場合、誘ってくれるドクターは麻酔科医である。千里はアパートで母が一人で待っているので、そんなにしょっちゅうは出かけなかったが、みんなに「今日は行こうよ」と誘われると断ることはしなかった。

行き先はいつも寿司屋。それもカウンター。海が見える病院からタクシーで少し走ったところにある。何しろ海が近いので、寿司ネタは最高のクオリティーだ。千里は子どものころ、お寿司などは食べたことがなかったので、初めて来たときはドキドキした。

ちなみに、一番の好物は子持ち昆布の握りである。

そして飲むのはやはりワイン。若い看護師たちは、底抜けにワインを飲んだ。翌日の仕事に差し支えることは一切なかった。他愛もない話もしたし、仕事の話もした。昔の千里は耳学問で成長したが、オペ室の一人エースになっていた千里は、もう後輩に教えるポジションになっていた。

支払いは麻酔科医とナースたちとで割り勘だったけど、ワイン代を考えると明らかに医師たちが多くお金を払っていた。良い医師である。


麻酔科には研修の先生が1年交代で勉強しにやってくる。そういう医者をローテーターと言う。ローテーターには2種類あり、一つは、若い麻酔科の研修医が経験を積むために病院へやってくるケース。もう一つは、内科などの中堅の医師が、麻酔科の基本を習いたくて病院へやってくるケースだ。

ある年、一人の麻酔科医が研修にやってきた。女医である。ところがよくその先生のことを観察してみると、目尻に少しシワがあり、歳が行っている感じである。ナースたちはその先生の名前を聞いて、百合子先生と呼んだ。

物腰が柔らかく、おっとりとしていて、言っては何だが、お母さんという感じである。

なぜ、研修医なのに年齢が高いのだろうかと千里は疑問に感じた。でも確か、医学部というのは、いったん大学を卒業した人が社会人を経てから試験を受けて入ってくることがあると聞いたことがある。もしかしたら百合子先生もそういう経歴なのかもしれない。

一緒に仕事をしているうちに、千里は百合子先生が好きになった。先生なのに、偉ぶらない。話しかけてみると、言葉が丁寧で謙虚に見える。

（ああ、この先生ならば何でも質問できるな）

千里の直感がそう言っている。

オペ室に慣れると、あんがい基本的なことを理解していないことに気づいたりする。麻酔科の副部長の先生とかに質問したら「お前、そんなことも知らないの？」とバカにされそうでイヤ。でも百合子先生なら優しく教えてくれそうだ。

「先生、なんで子どもに気管内挿管をするとき、カフ（固定用の風船）を膨らませないんですか？」

「あ、それはね、子どもは気管の粘膜が弱いから、カフを膨らませると炎症が起きてむくんだりするからね」

「そうなんですね」

「長期の人工呼吸器管理をすると、抜去困難といって気管が狭くなってしまうの。そうするとオペで狭い部分を切除して、気管と気管を縫うの」

千里がどんなことを聞いても百合子先生は答えてくれた。この先生は勉強しているなと感心した。

一日の仕事が終わると、医師も看護師もラウンジでくつろぐ。みんなでワイワイやっているうちに「飲み行こう」という流れになる。だけど、百合子先生はいつもその中にいなかった。仕事が終わるとさっと帰ってしまうのだ。自分のペースを乱さない先生だった。

千里は百合子先生ともっと話をしてみたいと思った。朝、オペ室で一緒になると「いつか飲みに行きましょう」と声をかけた。先生は「うん」とうれしそうだった。だが機会はなかなか訪れない。

ある朝、思い切って「今日、仕事が終わったらみんなで飲みに行きましょうよ」と誘った。百合子先生は「そうね。行きます」と言ってくれた。

師長を含めて、オペ室ナース5人と百合子先生で、病院から歩いて10分の居酒屋へ行った。海が見える病院の関係者御用達の店で、10席ほどのカウンターと、小上がりにテーブル席が四つある。みんなで小上がりに陣取ると、乾杯して飲んで食べた。百合子先生に興味津々だったのは千里だけではなく、みんながそうだった。

師長が酔って明るい声で次々に聞いていく。

「百合子先生は独身？　ああ、やっぱり。バツイチじゃないよね？　そう。じゃあ、お子さんもいないのね。やっぱりX大学から来たの？　先生は、社会人経験者？」

ズケズケと質問をしまくる。百合子先生はニコニコ笑いながらどんな質問にも答えてくれる。中には失礼な質問もあったが。

「私は独身よ。子どももいないわ。医学部に行く前は会社勤めをしていたの」

率直に話してくれる百合子先生を見て、千里はますます先生が好きになった。

盛り上がっているときに、突然、百合子先生が聞いてきた。

「あのー、オペ室にポリタンク、使ってないの、ありません？　あったら欲しいんです」

「ポリタンクってでっかい奴？」

師長が聞くと、百合子先生が理由を説明してくれる。

「ポリタンクに水を入れて、お風呂の浴槽に入れたいんです。そうすると、お湯の量を節約できますよね？　わたし、あんまりお金がないので」

「ええ〜〜」

そういえば、研修医はお金がないから、飲みに誘ってはダメと3南病棟にいたとき、先輩から言われたことを千里は思い出した。だけど、浴槽にポリタンクなんていい味出している先生なの！　千里の中では百合子先生は良い医師だ。

ただ、この話を聞いてから、もう百合子先生を飲みに誘えなくなってしまった。


ある年にやって来たローテーターは、30代半ばくらいの男性内科医だった。麻酔の基本を学びに、東京の私立大学病院からやってきたという。前にも述べたように、この病院は手術室が八つ。でも麻酔科医は4人しかいない。どうするかと言うと、全身麻酔がかかると、麻酔科医は患者を人工呼吸器につなぐ。その間、別の手術室に行き、もう1件麻酔をかける。掛け持ち麻酔である。

千里からすると、この男性医師はなんとなく雰囲気がチャラかった。でも偏見はよくない。思い込みで人と接するのは失礼なので、ちゃんとその先生の指示に従って麻酔の手伝いをした。

ところがどうも、その先生は、ちょくちょく手術室を抜け出すのである。研修に来ているローテーターなので、掛け持ち麻酔はしていない。トイレなの？　千里は不審に思った。来る日も来る日も、毎回、その先生は手術室からいなくなる。さすがにおかしいと思って、ある日、千里はその医師のあとをつけた。

その医師は休憩室に入っていく。

（おいおい、休憩かよ）

千里はドアを開けた。なんとその医師は漫画本を読んでいた。

ムカー！　千里は頭に血が上った。こ、こいつ！　ま、今日は見逃してやる。だが、憤懣《ふんまん》やる方なかった。

それから3日後、千里は器械出しでも外回りでもなく、フリーの役目だった。各手術室を見回って廊下を歩いていると、その医師にばったり鉢合わせした。本当は麻酔をかけている最中のはず。

「岡田っ！」

千里は呼び捨てにして怒鳴った。自分より年上だがもう関係ない。

「いい加減にしろ！　患者のそばにいなよ！」

「……すみません」

その医者は吹っ飛んで戻って行った。千里からすると、最悪にダメな医師である。


後味が悪いので、最後に良い医師の話を紹介しよう。これはのちになってから、千里が外科の先生から聞いた話である。

外科の病棟に末期がんの還暦過ぎの男性がいた。男性は自分がもう長く生きられないことを知っていた。外科の部長先生は回診のときだけでなく、足繁く病室に通い、男性とその妻の話し相手になっていた。

男性が弱々しい声で言う。

「先生、最後は自宅で死にたいよ。畳の上で死にたいんだ」

その患者には点滴やモニター、膀胱バルーンやドレナージ（排液）チューブなど、さまざまな管が付いていた。奥さんも懇願した。

「主人がこう言っていますので、なんとかお願いできないでしょうか」

部長先生はかすかにうなずいた。そしてその日、男性の意識が混濁し始めた。昏睡状態が続いている間も、奥さんは部長先生にお願いを続けた。部長は、「よし、分かった。今から帰ろう。救急車を手配する」と奥さんに伝えた。

救急車が病院に到着すると、部長先生はストレッチャーに男性を移し、自分も一緒に家まで行くという。若手の医師が「自分が行きます」と言うのを制して、部長先生は救急車に乗り込み自宅へ向かった。救急車でも40分かかる山の中だった。

自宅に着いて、部長先生は男性を居間の布団に寝かせた。そばに座り、家族のみんなが集まったところで、男性の脈を取った。

「今、お亡くなりになりました。ご愁傷様です」

奥さんは涙を見せず、部長先生に感謝した。

「よくしていただいて、ありがとうございます。私もこれで心が落ち着きました。本当によかったです」

こうして部長先生は病院に戻り、外科の若手たちに男性の最期を伝えた。若手がしみじみと言う。

「でも最期……畳の上でという願いが叶ってご家族もよかったですね」

「うん？　そうなんだけど。実は、病院を出る前に患者さん、亡くなっていたんだよね」

「えー！　じゃあ、死体を運んだんですか？」

「そうだよ。医療ってそういうことじゃない？　手術だけじゃ、いい外科医になれないよ」

千里はその話を聞いて、部長先生は良い医師だと思った。

16 今日もナースは腰が痛い

ナースの職業病といえば腰痛である。これに苦しめられない看護師はほとんどいない。

千里が3南病棟で働いていたとき、ときどきリーダーを務めたが、普段は現場で先輩の手足となって動いていた。リーダー看護師に割り当てられると、病棟の巡回のほかに看護記録をまとめるという仕事がある。このときだけ、椅子に座ることができる。逆にいえば、このときを除いて看護師は常に立って仕事をしている。

ナースコールが鳴ったときや、先輩に指示されて動くときは、悠長に歩くということはまずない。いつも早足で病棟内を動き回っていた。

病棟勤務でベッド移動が大変なことはすでに述べた。これで腰を悪くする看護師もいた。また患者の体位交換や、ベッドから車椅子への移乗は、非常に腰に負担がかかる。

大きな声では言えないが、体重の重い患者はちょっと勘弁してほしいと千里はいつも思っていた。だから看護師にモテる患者になるには体重を減らすことが大事である。

また、病棟では、尿量を把握するために患者の蓄尿を常にやっていた。患者の尿は蓄尿甕《がめ》に溜められる。甕の容量は2リットル。糖尿病の患者は尿量が多いので、一日に甕を三つ使うこともあった。

この蓄尿甕がトイレにいつも20個は並んでいた。24時になると、一日の尿量を計算して、汚物流しに捨てる。これはかなりの重労働である。さらに流したあとは、甕を洗う作業もある。甕はガラス製なので、空でも十分に重い。これをきれいに洗うのは相当骨が折れた。千里は20歳にして腰痛だった。

オペ室に行ってからも、千里は腰痛に苦しめられた。基本的に器械出しは立ち仕事である。脳外科と形成外科は座って手術をするが、それ以外の科では立ちっぱなしである。3時間、4時間は当たり前である。

千里は、外科医もそれは同じことだとずっと思っていた。だがあるとき、外科医と話していたら、自分たちは平気だと言う。

「だって、オレたち、腹で手術台に寄りかかっているもん」
がーん。そうなのか。器械出しには寄りかかるものがない。それどころか、不自然な姿勢でちょっと身を捻る必要がある。器械出しは通常、患者の右側に立つ。術者は左右に立っている（腹で寄りかかっている）。だから、器械を出そうとすると、右の方向へ上半身を乗り出さなければならない。この姿勢もつらかった。

オペ室の入り口で、患者をストレッチャーに移乗するときも力が必要である。ただし、このときは、麻酔科医と2名の看護師で同時にやるからまだマシだ。実は患者を重く感じるのは、麻酔がかかったときである。

整形外科の人工骨頭置換術の際、患者を横にして脚を持ち上げてみると、これが異様に重い。人間の脚ってこんなに重いのと、初めてのときに千里は驚いた。産科の手術でも同じである。砕石位《さいせきい》といって、患者の両方の脚を分娩のときのように持ち上げる。2本だから重さ倍増である。

手術台のセットアップも力が必要だし、顕微鏡、C－アーム、CUSA《キューサー》、すべて重い。その中でも最も重労働だったのは、泌尿器科が使う膀胱鏡手術の吸引瓶である。

先生は、膀胱鏡を使って前立腺をバリバリバリと削っていく。同時に生理食塩水を流して術野を洗い、これを吸引していく。水を流さないと何も見えなくなるから、水の灌《かん》流《りゅう》はとても重要になる。

手術室には10リットルの吸引瓶が2個置かれている。たちまち満タンになるので、ナースは吸引瓶を運んで汚物室へ持って行く。瓶にはタイヤが付いているとは言え、1回の手術で10往復するのはかなりきつい。千里も何度、吸引瓶をガラガラと運んだことか。中腰の姿勢で瓶を引っ張っていくのだから、腰への負担は大きい。

手術が終わって器械を洗う。これは超・重労働である。洗い場の高さは、人によってちょうどいい高さが異なる。当たり前のことだが、みんなが使うのでしかたない。大は小を兼ねる、ではないが、低いは高いを兼ねる。洗い場が高いと背の低いナースは洗い物ができない。そのため、新病院のオペ室の洗い場は少し低めに作られていた。

その結果、ほとんどの看護師が中腰で器械を洗うことになった。開腹一式のすべての器械を洗うには30分以上かかる。これを中腰でやるのはしんどい。そこである看護師が、脚を大股に開いて体の高さを低くしてみた。するとこれがうまくいくことが分かった。それ以来、オペ室ナースは全員、脚を大股に開いて洗浄をするようになった。

なるべく洗いを楽にしたいので、千里は術中にハサミなどを生理食塩水に浸したガーゼできれいにしていた。もちろん、血が付いているとき切れが悪くなるから、先生のためでもあるが、もしそのまま手術が終了すれば、このあとの洗浄が楽になる。ビーカーに生理食塩水を入れて、もう使いそうにない器械をそこに浸けておくのも千里の裏技である。

千里にとってオペ室の仕事で最も腰に負担がかかったのは、あえて挙げるとすると、長時間立ち続けることと、器械の洗いだった。

20代半ばになると、千里は慢性的に右側の臀部が痛くなった。坐骨《ざこつ》神経痛である。

「もう、ダメ～」

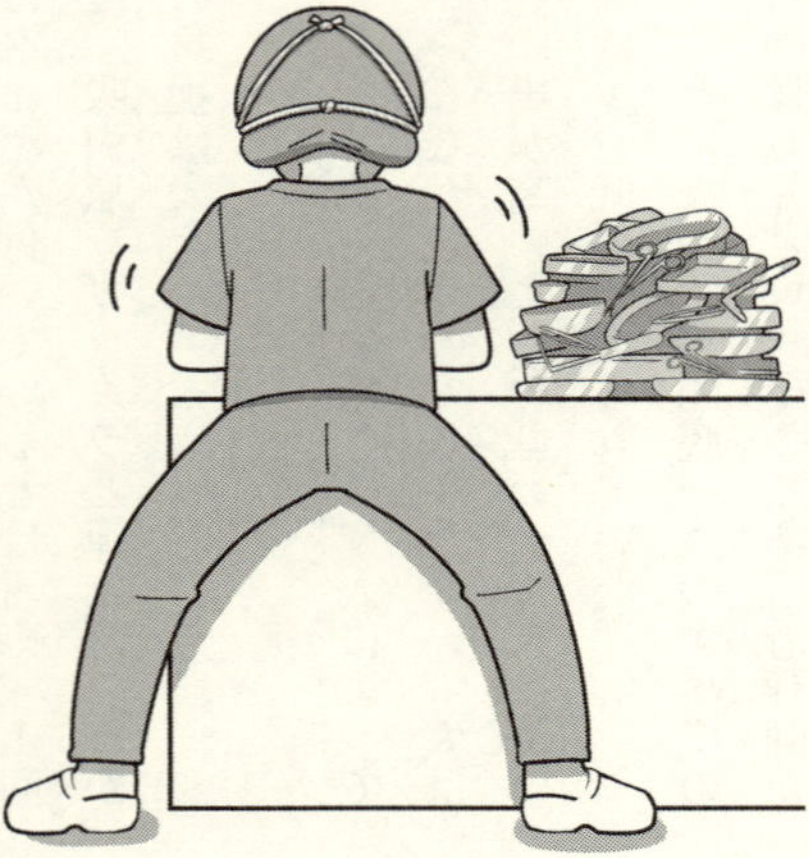

手術が終わってナースステーションにへたり込むと、事情をよく知っている師長が声をかけてくる。

「横になりな」

「へ？　ここで、ですか？」

「右が痛いんでしょ？　右を上にして横向きになりな」

「は、はい」

師長はナースシューズを脱ぐと、坐骨神経の位置を狙って親指でグリグリと押してきた。

「く〜、効く〜」

千里は身を捩《よじ》って悶絶した。

「私、キューピーコーワゴールド、毎日、飲んでるよ。あれは効くね〜」

「そうなんですか？」

「一度飲むとやめられないね。千里さんも飲んだら？」

（こわっ！）

やめられないという言葉を聞いて、千里は飲むまいと思った。このとき以来、千里は坐骨神経が痛むと、そのたび師長にグリグリをやってもらうようになった。
（こんな姿、先生たちに見せられないな）
華やかに見えるオペ室ナースも、実はみんな腰痛に苦しんでいるのが実態である。

17 「先生、間違ってます！」

レーゲルとはドイツ語。英語ならルールだ。手術でいうレーゲルとは手順のことである。たとえば胃を切除するとき。患者のお腹を開けてから、どういう順序でやろうかと考えながら手術したら、手術時間がどんどん延びる。素早く、無駄なく、出血なく、手術を終わらせるためにレーゲルは存在している。

胃がんの手術は胃を切除するだけではない。再建が必要になる。たとえば、胃を全摘出した場合は、次ページの図のような形にする。

最初にこうする、次にこうする、その次はという決まり事がレーゲルである。6時間くらいかかる胃全摘手術でもすべての順序を覚え、レーゲルに沿ってどんどん手術を進めることが外科医には求められる。そしてそれは当然、器械出しの看護師にも求められ

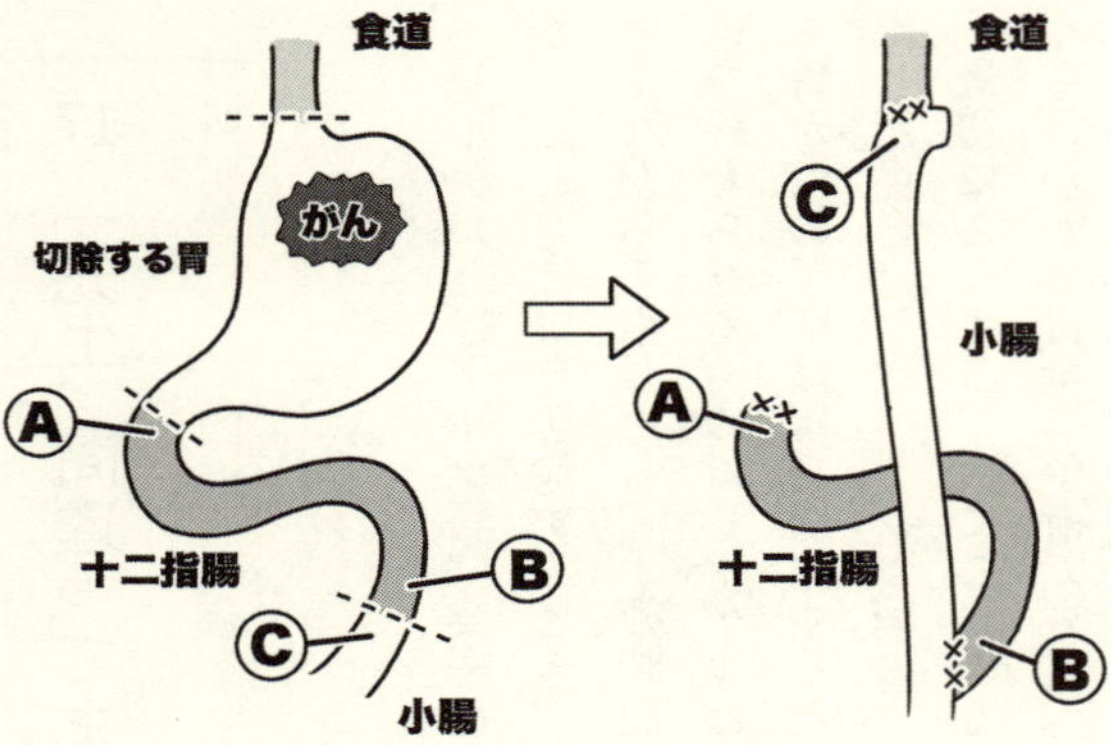

る。

さらにがんの手術は再建だけでは終わらない。進行症例ではリンパ節郭清が必要になる。胃の周囲のリンパ節を脂肪と一緒に摘出していく。これを郭清という。リンパ節郭清には、はっきりしたレーゲルはない。患者のがんの広がり方によって臨機応変に決めていく。

電気メスで焼くところは焼き、出血しそうな血管は確実に縛ってから切る。このことは前にすでに説明した。

千里は新病院のオペ室に来て5年目には、胃切除のレーゲルを完全に覚えていた。そしてリンパ節郭清になっても、術野を見ながらどの器械を出すか、外科医に言われなくても判断できるようになっていた。

外科の部長と副部長が一緒に手術することはない。だが、千里が手術室6年目のとき、市政のＶＩＰが胃がんで入院してきた。こういうとき外科の世界では、いつもどおりのメンバーで手術した方がうまくいくとよく言われる。慣れているからだ。しかし、このときは部長の判断で、部長が執刀、副部長が前立ちという異例のスタイルで手術することになった。

オペ室の師長はその話を聞いて「えー！」と困った顔になった。外科が最高のメンツで手術に挑むならば、オペ室ナースもエースを出さなければならない。その結果、器械出しは千里、外回りは千里の一番弟子である加奈子が務めることになった。麻酔をかけるのは麻酔科部長の梅安先生である。

部長先生が、患者のみぞおちから臍の下までメスを走らせて手術が始まった。通常なら、「コッヘル！」「コッヘル！」と声が飛ぶ場面である。だが、部長先生も副部長先生も、無言で千里に向かって手を伸ばす。千里は二人の手の中にビシッとコッヘルを入れた。

いつもはＪ‐ＰＯＰの音楽が流れる外科の手術室であるが、この日は音楽はなし。部長先生も副部長先生も千里も、レーゲルにしたがって静かに手術を進める。先生たちは器械の名前を一切言わない。その緊張感に加奈子はハラハラした。

次々に器械を出す千里。手術が始まって3時間くらい経ったとき、副部長先生が沈黙を破って、千里に言った。

「レーゲルでは、ここはまだ袴《はかま》ではありません」

袴とは腸を包む布。腸を切ると中身が漏れるので、袴を巻いて清潔を保つのだ。手術がピタリと止まった。

「いえ、ここは袴です」

千里は優しい声で返した。

「いや、袴じゃありません」

副部長先生も譲らない。水を打ったように静まり返った。

「いえ、袴です」

そう言って、千里は部長先生の顔を見た。

「そうだね。ここで袴だね」

部長がそう言うと、副部長は少し首を傾《かし》げて「そうでしたっけ」と言いながら、袴を受け取った。

リンパ節郭清もスムーズに進んだ。電気メスで焼いて、糸で縛って、次々にリンパ節のかたまりをきれいにしていく。6時間を過ぎたところで閉腹に入り、手術は終わった。最後まで、二人の外科医は器械の名前を一度も言わなかった。千里は一回も器械を間違えなかった。

翌年の春、外科には新しい医師が3人研修に来た。7年目の中堅医師と、3年目の若手と、2年目の研修医だ。

その研修医はみんなから竜一先生と呼ばれて可愛がられていた。まじめで素直なところがナースたちには好評だったのだ。からかうと、はにかんで俯いてしまうのも人気の理由だった。

春から夏にかけて、竜一先生は胃がんの手術や腹腔鏡《ふっくうきょう》を使った胆嚢摘出術の助手を務めていた。そして鼠径ヘルニアや腹膜炎を伴った急性虫垂炎などの比較的やさしい手術は執刀を任された。助手を務めるということは、間近で手術を見てやり方を覚えるということだ。しっかり覚えれば、次には執刀の機会が回ってくる。

千里も竜一先生をいい外科医だと思った。外科医としては、まだ2年目ということを差し引いても、バリバリと進むような胆力がちょっとない感じがする。だけど、手術前によく勉強してくることはすぐに分かった。手術が終わって患者が麻酔から覚めるまでの時間も、竜一先生は副部長先生によく手術について質問していた。

(もうちょっと自信を持てばいいのに。でもこの先生は伸びる)

千里は、竜一先生のちょっと不器用で、でも真摯な姿を見て心の中でそうつぶやいた。

年末になって竜一先生は胆囊摘出の手術をやらせてもらった。一歩前進である。そして年が明けると、胃がんの部分切除術の執刀医が回ってきた。一年間の集大成である。その患者の胃がんはおそらく早期だろうとの診断で、リンパ節郭清は行わない予定だった。

竜一先生が執刀、副部長先生が前立ち。そして千里は器械出しに当たっていた。

手術が始まる。皮切と共に、

「コッヘル！」

「こっちもコッヘル！」

と声が飛ぶ。千里は二人の手の中にコッヘルを入れると、次に電気メスを渡した。そして開腹した瞬間、副部長先生が「あ！」と声を上げた。千里にもすぐに分かった。胃の周囲のリンパ節が累々と腫れていたのである。進行症例だった。

竜一先生は、右手を千里に伸ばした。だがその手は、上を向いているのか下を向いているのかはっきりしない、中途半端な手の出し方である。どの器械がほしいのか、その手には意志がなかった。千里は、竜一先生の頭の中が真っ白であることが手に取るように分かった。何をどうしたらいいのか、判断停止である。

千里は剝離鉗子を竜一先生の手の中に入れた。先生は、我に返ったように、剝離鉗子を動かし始めた。副部長先生が電気メスやシーガルを使って竜一先生をサポートする。でも、いったんフリーズしてしまった竜一先生の手はなかなか動かない。器械の名前が出てこない状態に陥った。

千里は次々に竜一先生の手の中に必要な器械を入れた。先生はその器械を見て、次にやることを思い出す。この繰り返しで、少しずつ胃切除とリンパ節郭清を進めた。５時間を超えたが、どうにか目的通りに手術を完遂することができた。

麻酔からまだ覚めていない患者は眠っていた。千里は「下がりまーす」と声を出して、器械台を押して扉に向かった。そのとき、竜一先生が千里に走り寄って頭を下げた。

「ありがとうございます。助けていただき、どうにか最後に辿り着きました」

千里は、「ん、何のことですか」と短く返事して手術室を出た。でも千里の心の中には、自分はある地点まで来たという達成感があった。

自治医大に研修に出るときに、若い外科医から「オペ室のナースなんかになって、どうするの？」と言われたのは、10年近く前だ。その答えが見えた気がした。ナースは決して医師の下働きではない。医師を助けることもできるし、医師と力を合わせて患者のためになることもできる。千里は自分にとっての最後の課題はなんだろうかと考え始めた。

その年の3月、医師たちの異動の噂で話が持ちきりの頃、ちょっとした緊急手術が入った。患者は、呼吸器内科に入院している70歳過ぎの男性。年齢は高いが弱々しくは見えず、雰囲気も紳士という感じだった。手術は気管切開である。

その日、フリー業務だった千里は外回りにつくことになった。器械出しは加奈子。と言っても、気切は局所麻酔だし、手術もシンプルである。どんな原疾患で気切になったのか千里には知らされていなかった。でも千里の心の中には、（この人、もう声が出せなくなっちゃうんだね。このあと、どうやって生活していくんだろう）という沈痛な思いがあった。

手術は短時間でサクサクッと終わった。執刀した外科の先生は、「じゃあ、あとはやっておいてね」と言い残してすぐに手術室を出ていった。千里と加奈子は患者を覆っているシートをめくり取って、気切チューブの周囲のイソジンをアルコール綿球で拭き取った。そして気切チューブを固定する紐を患者の首に回してそっと結んだ。

「きつくありませんか？」

千里は尋ねた。

患者は気切の部分を指さし、そのあとで自分の目を指差す。それを何度も繰り返した。千里はハッとした。加奈子に「見たいって言っているのかな？」とささやいた。加奈子も「そうだと思います」と返事をした。

「気切のところ、どうなっているのか、見たいんですか？」

千里が訊くと、患者が、うんうんとうなずく。千里はナースステーションに走った。手鏡を探し出すと、それを持って手術室に急いだ。

千里は鏡を患者の目の前に差し出した。すると、患者は、うんうん、うんうんと何度もうなずく。一生懸命にうなずく。そして気切チューブを指差したあとで、親指と人差し指でOKサインを作った。そのOKサインを何度も振り、満面の笑みを作った。

千里は患者がオペ室に入って来たときから、この患者が声を失うことをどう思うのかと心配だった。その心配が顔に出ていたのかもしれない。患者はそんな自分たちを見て、「心配しないでいいよ。大丈夫、OKだよ、OKだから」と言っているに違いない。この人は笑って、私たちを励ましているのだ。

千里と加奈子は患者をストレッチャーに乗せてオペ室の出入り口に進めた。そこで病棟の看護師と交代する。患者がいなくなると、加奈子が鼻をすすっていることに千里は気づいた。すん、すん、すんと音を鳴らして涙をこらえていた。でも、千里も、すん、すん、すんと鼻をすすっていた。

加奈子は千里を見て泣き顔になった。

「よかった。私、思わず泣いちゃって。千里さんも同じでよかった。泣いたら千里さんにバカにされるんじゃないかと思った。笑われたらどうしようかって。ひょっとして同じ思いだったんですね」

千里は何か言おうと思ったが、込み上げるものがあり、何も喋れなかった。ただ、涙が流れた。

手術室をきれいにしてから、二人はナースステーションに戻った。そこにいた師長が泣いている二人を見て「どうしたの、あなたたち？」と驚いた声を出した。千里は手術後のことを師長に話した。すると師長は「うん」とうなずき、「それはどうして泣いたのか、考えるべきね」と二人に告げた。

千里はそれからしばらく心の整理がつかなかった。でもちょっと考えてみれば、そんなに難しいことではない。千里は患者の優しさに心を打たれたのだ。これまで千里は病棟とオペ室でさまざまな技術を教わってきた。自分はもう何でもできるというところまで来た気がしていた。でも看護はやっぱり、最後は心なんだなと思い至った。初対面の患者、わずか15分くらいだけ接した患者に千里はそのことを教わった。

18 ナースの結婚事情

看護師の結婚は、やはり医師とすることが多い。整形外科の先生なら、整形外科の病棟看護師と、外科医なら外科病棟の看護師と結婚するパターンが多かった。千里は、純愛も見て来たし、不倫の果ての、いわゆる略奪婚も見てきた。X大学から出向で来た40代の外科医が、既婚の病棟看護師と深い仲になった。外科医がX大学に帰るときに看護師は離婚し、妻としてついていったのであった。子どもは父親のもとに残ったという。

病棟看護師は、合コンにもときどき行っていたようである。一人の看護師の学生時代の友人つながりで合コンが開催されると、けっこう男たちが集まるという話だった。要は看護師はモテた。

看護師がモテる理由ははっきりしないが、一つには、看護師は「白衣の天使」というイメージを持たれやすいことがあるだろう。どんなきれいな人が来るのか、どんな優しい人が来るのかと期待を持たれるらしい。また、看護師は少し特別な仕事である。どんなことをやっているのかと興味を持たれるという話も千里は聞いたことがあった。

千里自身は専攻科2年生のときに一度行っただけで、看護師として働いてからは合コンに参加した経験はない。その代わり、見初められたことは何度かある。

3南病棟で働いていたとき、患者に告白されたことがあった。看護師と患者が二人きりになる瞬間は、車椅子に乗って検査に向かうときである。千里は、若い男性から「退院したら付き合ってほしい」と突然言われた。千里は20歳だった。

どう答えていいか分からず、「いや、ちょっとそれは……」とうやむやにしてごまかしたのだった。これとまったく同じシチュエーションで、まったく同じセリフで求愛されたことが、21歳のときにもあった。

23歳で梅安先生のペインクリニックについたときも、見初められたことがある。毎週外来に通ってくる、その患者は佇まいが紳士然としていた。白髪で、スッと背筋を伸ばし、丁寧な言葉で話す人だった。千里と顔馴染みになった。

ある日の外来で、もう少しでお昼休みという時間に、病棟の師長とその紳士が一緒に現れた。千里は何だろうかと驚いた。師長の話ではその患者は県の行政組織の上層部の人だった。その紳士が言う。

「あなたにぜひ、お見合いを勧めたい若者がいるんです。会っていただけないでしょうか?」

千里は(えー!)と思った。まだ23歳。これから仕事をバリバリやりたい。「申し訳ありません」と丁重に頭を下げた。

あれから時間が経ち、新病院のオペ室は8年目になっていた。千里は31歳になった。病院ではすべての職員に顔を知られる存在になっており、早朝に出勤すると守衛さんが顔パスという感じでドアを開けてくれた。オペ室の鍵は師長から預かっており、朝早くても千里は自由にオペ室に入れた。

朝の千里はラウンジを掃除して、そのあとでコーヒーを淹《い》れて一服する。すると、みんなが出勤してくるという流れになっていた。完全にオペ室の主《ぬし》である。

でも、こんなオペ室の主の生活もそろそろ続かないかもしれない。年齢的に千里には異動の可能性があった。オペ室が大好きなので、はっきり言って病棟勤務はちょっとやりたくない。そしてそのオペもやり切ったという感覚がある。結婚して、いったんスピードダウンして、仕事をセーブしてもいいかなという思いが湧いてくるのだった。

でも千里はモテなかった。医者は誰も言い寄ってこなかった。一度千里はオペ室忘年会で、外科の若い先生に「私、どうして結婚できないんでしょう？」と聞いてみたことがあった。その先生の答えはこうだった。

「ん？　それは千里さんが、器械出しがうま過ぎて、高嶺の花だからですよ」

千里は、自分のいったいどこが高嶺の花なんだと納得がいかなかった。でも、器械出しがうまいと言われれば気分がいい。

横から部長先生が口を挟む。

「ようやくここまで育ったんだから、ずっとここにいていいぞ。結婚なんてする必要なし！」

千里は（う、まじか）と天を仰ぎたくなった。

オペ室にはあるウワサがあった。X県のX大学から研修に来ている中堅8年目の脳外科の先生が、どうも千里に気があるらしいというウワサだ。

加奈子が言う。

「脳外科の先生、千里さん、独身なんですか？　結婚してるんですかって聞くの」

「ふーん。で、何て答えたの？」

「本人に聞いてみたらどうですかって」

「……」

「子どもはいるんですか？　でも、シングルとか？　って聞いていました」

「ふーん。で、何て答えたの？」

「本人に聞いてみたらどうですかって」

もやもやした。年が明けて、また病院は医師の異動の話でザワザワしてきた。春になると研修に来ている先生たちが一斉に入れ替わる。脳外科の先生もX県に帰ってしまう。

そんなある日曜日、千里のアパートの電話が鳴った。脳外科の先生からだった。

「なんで、電話番号が分かったんですか？」

「あ、職員名簿を見て」

千里は（個人情報、ダダ漏れかよ）と呆れた。でも脳外科の先生がデートに誘ってくれたのでうれしかった。1週間後の日曜日、二人はカジュアルなステーキレストランへ行き、そのあと、海が見える公園に車を停めた。

ほとんど初対面のようなシチュエーションで、千里は自分の家庭環境を話した。脳外科の先生は、それでも構わない、お母さんの面倒も将来見るから、4月から一緒にX県に来てほしいと言う。

千里はビビッと来た。決めた！　まともに会話するのは初めてだったけど、手術を一緒にやっていれば、その先生の人柄がよく分かる。その先生はイケメンでも背が高いわけでもなかったが、誠実なドクターだった。手術も丁寧だし、周りへの心配りもある。間違っても、器械を投げて返したりしない。

翌週、千里は先生を母に会わせた。麻酔科の先生たちといつも行っている寿司屋の2階の座敷である。母は「どうかよろしくお願いします」と深く頭を下げた。先生は慌てて「こちらこそよろしくお願いいたします。必ず幸せにします」と言葉を返した。そのとき、母が「一つだけお願いがあります」というので、千里はびっくりした。何を言い出すの？

「うちの千里を殴らないでください。それだけはお願いします」

千里は噴き出した。いやいやいや、そういう人じゃないから。こうしてあっという間に結婚が決まった。直感の女、千里の本領発揮である。「高嶺の花」のままで終わらずに済んだ。

3月いっぱいで退職するという話が病院中を駆け巡った。オペ室も大騒ぎになった。ナースステーションでは加奈子が目に涙をためて、千里の手を取った。

「イヤなことがあったら帰ってきてくださいね。すぐに帰ってきてくださいね」

「いやいや、大丈夫!」

「その大丈夫って、すぐに帰るから大丈夫っていう意味ですか?」

「いやいや、うまくいくから大丈夫」

本当はどうなるか自分だって分からない。千里は苦笑いするしかなかった。

この年、千里だけでなく、何人かの看護師がX大学から出向してきた医師と結婚したため、外科の部長先生はおかんむりだった。

「もう! みんなうちの看護師を連れて行くな! やっと一人前になったと思ったら、みんな連れていかれるんだ。いいかげんにしてくれ」

夫となる脳外科の先生の次の勤務地は、X県の県立周産期小児医療センターだという。小児病院に産科が附属した病院である。海が見える病院にも小児外科はあるが、手術は鼠径ヘルニアばかり。小児病院っていったいどんな手術が行われているのだろうか。先生が、周産期小児医療センターの上司になる脳外科の部長と電話で話し、千里は非常勤で4月からオペ室で働けることになった。

（よかった！　またオペ室で仕事ができる）

海が見える町を離れるのは寂しいし、母を置いていくのも心配だ。でも、周産期小児医療センターで働けると思うと、ワクワクする。どんな病気の子や赤ちゃんがいて、どんなに難易度の高い手術と向き合うことになるのだろうか。海が見える病院で学んだことを、今度の病院で子どもたちに役立たせることができればステキだ。

でも、これからは仕事がすべてという生活ではなくなる。伴侶を得て、新しい家庭をゼロから築かなければならない。千里は、趣味でケーキを作る以外、家事をほとんどやったことがなかった。母が千里を仕事に専念させるためだった。家庭をいい加減にして、いい仕事はできない。仕事と家庭を両立させなければいけないと思うと、期待と共に一抹の不安もあった。

千里は新しい世界に飛び込む心構えをしていた。

第五部

県立周産期小児医療センターへ

19 カルチャーショック

県立周産期小児医療センターは、JRの駅からかなり離れたところに建つ7階建ての病院だった。周囲は林である。建物の大きさとしては、海が見える病院とほとんど同じだが、ベッド数が約250とかなり少ない。個室が非常に多いためだ。

2005年（平成17年）の4月、31歳の千里は、夫と共に敷地内の医師官舎に荷を運び、新しい生活を始めた。

千里は、この病院のオペ室ではどういう手術が行われているのだろうかと興味津々だった。さらに、この病院には心臓外科がある。海が見える病院には心臓外科はなく、自治医大でも心臓外科の手術に入ったことはない。心臓外科の手術は自分にとって新しい挑戦になる。自分の力を試してみたい。

勤務初日、ブルー衣を着た千里はオペ室のナースステーションに向かった。師長をはじめ、全スタッフが徐々に集まってきた。師長が千里をみんなに紹介した。

「こちらが今度、非常勤で働くことになった千里さん。昨年度までは、市立海が見える病院のオペ室で8年間、働いていました。みなさん、よろしくお願いしますね」

千里も「お願いします」と頭を下げた。スタッフたちは、主任を除いてみんなが若かった。このときの千里は自信に満ち溢れていた。そして、さあ、やるぞと軽く興奮していた。

スタッフが散っていくと、師長は千里に話しかけてきた。

「去年もね、心臓外科医の先生が、奥さんをオペ室に連れてきたの。奥さんは心臓外科専門のオペ室ナースで、とても優秀な人でした。ここのスタッフとうまくいっていて、楽しそうに働いていましたよ。千里さんもよろしくね」

千里は、（そうか、自分と同じパターンが去年もあったのか。それなら、みんな、外から来る看護師に慣れているのかも。うまく受け入れてもらえるかな）と少し安心した。

だが、その安心感は働き始めてすぐに不安感に変わった。

（ここのオペ室って……一体、どういうシステムになってるの？）

まず、器械出しの看護師の器械の展開が全然なっていなかった。海が見える病院では、手を消毒し、滅菌術衣を着て、滅菌手袋をして、清潔状態で器械を並べていた。ところがここは、看護師がそういう手順を踏まない。ブルー衣を着たままで、滅菌鉗子を使って器械を展開する。これでは清潔なのか、不潔なのか、なんとも言い難いし、見ていて非常に危なっかしい。

そしてその展開の仕方も、大雑把だった。鉗子で並べるからそうなってしまうのだろう。ここにペアン、ここにコッヘル、ここにクーパーというふうに整然と並べていない。器械がごちゃ混ぜで器械台の上に積まれていた。千里は（ちらし寿司じゃないんだから）と心の中でつぶやいた。自分は30分以上をかけて器械を展開していたけども、ここでは15分もすれば終わりだった。

これでは手術中に器械をすぐに出せないではないか。そして実際に手術を見学すると、看護師は山と積まれた器械の中から必要な器械を探す始末だった。

（ああ、この人たちには器械を並べるという考え方自体がないんだ）

外回りもルールがなかった。千里は6部屋ある手術室を見て回ると、いくつかの部屋で物品が欠けていることに気づいた。ある部屋では、点滴のルートがセットアップされていない。出血カウントするための、秤とシートが用意されていない。先生がガーゼを捨てるバケツの配置が整理されていない。

これは個人の問題というよりも、このオペ室のレーゲルの問題だと千里は感じた。

（こんなゆるいオペ室で、高度な手術ができるんだろうか？）

だが少しすると、これでもここではどうにかなるということが分かってきた。高度な手術はここでは行われていなかった。いや、そもそも小児の外科とはこういうものなのだろう。この病院のレベルが低いということではない。

小児外科は毎日、鼠径ヘルニアの手術ばかりをしている。食道がんもなければ、肝がんもないし、膵臓がんもない。

眼科は斜視の手術が多く、耳鼻科はアデノイド摘出術ばかりである。整形外科には人工骨頭置換術みたいな大掛かりな手術はなく、先天性内反足のような踵《かかと》の手術が多い。泌尿器科は停留精巣の手術が多く、脳外科はV－Pシャントのような小さい手術が主で、24時間かかるような脳腫瘍のオペはまずなかった。

言ってみれば、すべての科がこぢんまりした手術をやっていた。ただ、小児外科は、ときどき胆道閉鎖やヒルシュスプルング病といったメジャーな手術も行っていた。それでも成人の膵頭十二指腸切除や肝切除に比べれば、手術の規模ははるかに小ぶりである。小児というのは、体も小さいだけに、手術も小さいということを初めて知った。

期待感が小さくなっていく。でも早くここに慣れて流れに乗ろうと千里は心を固めた。

そして千里の興味は心臓外科に向いていった。心臓手術を一から勉強してみたいという気持ちがある。同時に勉強するのはしんどいという気持ちもある。新居を構えて、これからは家事もやらなければならない。そんなときに、知識ゼロから学ぶのはちょっと負担が大きい。

(このままやらなければ楽だな)

そういう思いもあったが、どの手術に入るのかを決めるのは自分ではない。ここでは、段階を追って新人を少しずつ複雑な手術につけているようである。勤務を始めて1か月くらいすると、千里は初めて心臓の手術に入った。主任が器械出しを務め、千里も術衣を着用して主任の隣に立った。僧帽弁の手術だった。

心臓の手術は、心臓の拍動を止めて行う。そのために、心臓に入る血管と心臓から出る血管にカテーテルを入れて、人工心肺につなぎ、体の外で血液の循環を行う。人工心肺が装着されるのを見て、千里は圧倒された。これってテレビの世界じゃん！こんな小さい体に人工心肺が付いている。（すごい！）と感嘆した。

でも手術が始まってみると、千里の興奮は萎んでいった。とにかく術野が狭い。何をやっているのかがほとんど見えない。器械も糸も千里が見たことがないものばかりだった。主任は、

「ここでこの糸ね。ここではこの器械。次はこっちの糸を使うから」

と説明してくれる。しかし、使ったことのない器械や糸を説明されてもまったく頭に入らなかった。ちょっとしたパニックになった。

このオペに入る前、師長は、心臓の手術は一番簡単なものから覚えてと言ったけど、千里には自分がこの手術の器械出しをしている姿が思い浮かばなかった。

手術が終わると、主任が「これで大丈夫ね。次は独り立ちだからやってみてね」と言う。

千里はやりたくないと思った。これは見たことがない世界だ。そういう手術に挑むのは精神的に負担だった。

でも、翌週にまた僧帽弁の手術が組まれて、千里は器械出しに指名された。もうこれはやるしかない。覚悟を決めた。

いざやってみると、千里は心臓手術をそつなくこなした。でも、全然おもしろいと思わなかった。切っては縫い、切っては縫いの繰り返しで、とてもチマチマしている。ダイナミックさがない。当たり前だが、胃がんの手術と違って剝離（癒着している部分を剝がす）もなければ、再建（摘出した部分をほかの臓器で補う）もない。

心臓手術についたという高揚感はなかった。もう次はやりたくないなという気持ちだった。小児の心臓手術には、もっとはるかに複雑なものもあることは分かっている。でもそうした手術に挑戦したいという意欲は湧いてこなかった。僧帽弁の手術の器械出しはできたけど、もっと高度な手術になったとき、それに対応できるか自信がない。

31歳という年齢になって、初めて目にする器械を覚えるということは、そう簡単ではないと思い知らされた。もし自分がこの病院に就職するのであれば、きっと必死になって勉強するだろう。だが、夫は1年後にはX大学病院に戻ることになっている。自分だけがここに残るということはとても考えられない。

外回りの教え方についても千里には疑問があった。手術記録をつけるにあたり、当然だが病院によってフォーマットが異なる。だから書き方をちゃんと教えてほしい。しかし、千里は眼科の短時間の手術で最初、外回りをやらされた。スタッフから、書き方の説明を受けているうちに手術は終わってしまった。

こういうのは、ある程度、長い手術を使って手術記録の記載方法を教えるのが基本だ。海が見える病院では、新人に教えるときには、必ず胃切除の手術で書き方を指導した。胃切除なら4時間以上はかかる。その時間を使ってじっくり教えていた。こんなことでは、いつまでも仕事を覚えることができない。強烈にもどかしかった。

6月になり、千里の全身の皮膚が真っ赤になった。夫と一緒にアレルギー科の先生のところに相談に行くと、「これは蕁麻疹《じんましん》ですね。環境が変わったストレスが原因じゃないですか」と言われた。

千里は、八方塞がりに陥った。仕事も楽しくない。官舎の部屋の窓のサッシにはてんとう虫がいっぱい付いていて気持ち悪い。一度、てんとう虫を掃除機で吸ったときには、あまりの気持ち悪さに掃除機ごと捨てた。千里は、海が見える町に帰りたいと思った。

そのころ、千里は師長にナースステーションに呼ばれた。

「千里さん、体調悪そうだけど、どう?」

「……」

「ここの看護師たちは、年齢も若いし、それだけじゃなくて、ちょっと社会的に成熟していないところがあるの。つまり子どもみたいなところがある。千里さんから見たら至らないところも多いと思うけど、いろいろ教えてあげてほしい。そして、みんなの手本になってほしいんです。いいですか。お願いしますよ」

千里は「はい」とうなずいた。うなずいたが、それは自分が目指している姿ではなかった。

「それから、千里さん、県の試験を受けてみない? 試験に受かれば、正規の職員として採用することができる。考えてみてくれる?」

「……分かりました」と返事をしたものの、やはりここで1年以上働く気はなかった。

とりあえずできることからやろう。この病院は、外回りの仕事として術前に準備されていないものが多い。自分でなんとかしよう。千里は毎朝、手術室を巡回し、足りていない物品をセットアップするようにした。千里にカバーしてもらっている看護師は悪びれるふうもなく、その後も繰り返し準備の抜けが続いた。

千里は朝一番だけでなく、午後の手術が始まる前も手術室を巡回するようになった。

みんなは支度が早く、さっさとランチに行ってしまうが、千里は一人でカバーを続けた。

千里が比較的仲良くしていたのは、いつもきれいに化粧をしている同年齢の看護師だった。彼女は、そんな千里の行動を見てやめるように言った。

「千里さん、そんなのする必要ないよ。あの子が怒られればいいんだよ」

「まあ、でも好きでやってるから」

千里はそう答えて、外回りのカバーを続けたが、自分は一体ここに何しに来たんだろうかと疑問が湧いた。

高度で先進的な手術に関われるという期待は夏前には完全に萎んでいた。海が見える病院のみんなは今、どうしているんだろうか。加奈子は今、外科の大きな手術をしているのかな。自分の故郷はやっぱり海が見える町だと望郷の念を募らせた。海が見える病院から車で10分ほど行くと、「翠松《すいしょう》の浜」がある。白砂青松《はくしゃせいしょう》の美しい海岸だ。あの海辺に今からでも行きたい、いや、戻りたい。千里の眼前に穏やかな波の景色が浮かび上がった。

20 こんな病院、辞めてやる！

千里はどうしても腹に据えかねた。怒りで布団に入っても眠ることができない。深夜になって千里は、壁をドスンと叩いた。

夫がビクッとして起き上がった。

「どうしたの？」

「あの子、絶対に許せない」

「あの子って誰？」

「オペ室の若い子」

「何かあった？」

「あった。手術記録の付け方がよく分からなかったので聞いたの。そうしたら、千里さ

～ん、分からないんですか～って！　器械の展開もできなければ、手術の準備もちゃんとできていないのに、そんな人を見下した言い方する？　もう、こんな病院、辞める」

「……そうか。あの看護師だね。一番若くて、ミスも多いんだけど、言うことだけは一人前なんだよ。うちの部長にもタメ口なんだ。ここのオペ室に合わないなら、辞めてもいいよ。なんだか合っていないように見えるよ」

千里は、「合わない」というのとは少し違うと思った。仲のいい看護師もいる。ただ、自分はここで、その他大勢のうちの一人になりたい。いわば一兵卒《いっぺいそつ》でいい。でも師長は、非常勤の自分に若い子の面倒を見てほしいとか、先頭に立ってみんなを引っ張ってほしいとか過剰な期待を寄せてくる。県の試験を受けてほしいと何度も声をかけられている。

心臓の手術に関しても、どんどん難しいものに挑戦してほしいと師長は言う。でも自分は今ある技術で患者のために役立てば、それだけで十分なのである。自分がやりたいことと、自分に期待されていることのギャップがあまりにも大きかった。ここで働き続けるのは、自分が思い描く人生の像とは違っていると思った。

千里はきっぱりと言った。

「だけど、一つだけ心残りがある。病院長の手術の器械出しをまだしていない。それだけはやりたい。やったら辞める」

「でも、あの病院長って……」

病院長は小児外科医だった。週に2回外来診療をしているが、普段は院長室で院長業務をこなしている。そして稀に自分の外来患者の手術をしていた。院長はちょっと、いや、かなり変わった小児外科医で、小児外科手術のほかに、泌尿器科や脳外科や形成外科の手術もできた。超ベテランの外科医だった。

問題なのは、その病院長が手術のとき、看護師に対して極めて厳しいことだ。器械の名前をほとんど言わない。大きな手だけをヌッと出す。そして気に入らない器械が出てくると、「このドジ！」ときつく叱り、器械を後ろへ放り投げるようなことをする。看護師を褒めるようなことは一切しない。

オペ室の看護師たちは、みんな病院長の手術に入ることを嫌がった。手術中に泣かされた子も何人もいる。千里は、そういう話は何度も聞いていたし、フリーで手術室を回っているときにそういう場面を見たこともあった。

この病院で最難関の手術は、あの先生が執刀する手術だ。その手術をやり切れば、自分はもう何も思い残すことはない。オペ室ときっぱり縁を切って、専業主婦になりたい。もう十分だ。このままでは、仕事だけではなく、家庭もダメになる。

千里は病院長の手術に当てられるのを待った。そのときは、すぐにやってきた。患者は1歳の女の子。病名はＶＵＲ。術式はコーエン法。手術は2日後だ。

ＶＵＲって何？　初めて聞く名前だ。千里は病院の図書室に行って調べた。ＶＵＲとは、膀胱尿管逆流症。膀胱の中のおしっこが、尿管に向かって逆流し、腎臓に到達する病気。なぜこれが問題なのかというと、尿道から膀胱の中にばい菌が入っても、普通は膀胱内のおしっこは排尿によって体の外に出る。ところが、尿管と膀胱のつなぎ目が緩いと、膀胱が縮んだとき（つまり排尿するとき）、尿が腎臓まで逆流し、ばい菌が腎臓にくっつく。これが腎盂腎炎《じんうじんえん》である。腎盂腎炎を繰り返せば、腎機能が低下する。したがって逆流を止めなければならない。

そのための手術がコーエン法である。下腹部を開ける。膀胱を切開する。すると、尿管の開口部が見える。これをくり抜いて、引っ張り出す。そしてその尿管を膀胱の粘膜の下に埋めて、縫い付ける。

こうしておけば、膀胱がおしっこで膨らんだときに、粘膜の下にある尿管は尿で圧迫されるために、尿管はつぶれて逆流しなくなる。

千里は（なるほどー）と思った。しかしこれって小児外科の手術ではなく、泌尿器科の手術では？　やっぱり院長先生は変わっている。

でも具体的に糸は何を使うの？　器械はどれを用意すればいいの？　手術書を読んでも、当然そんな細かいことは書いていない。昔、海が見える病院で外科の副部長先生にマンマの手術について直に聞きに行ったように、先生に直接聞くしかない。でも、泌尿器科の先生に聞けばいいのか、それとも小児外科の先生？

手術は病院長が一人でやるわけではない。必ず前立ちが必要。その前立ちを務めているのは、おそらく小児外科の部長先生だ。千里は勤務が終わった夕方に医師室に向かった。

「あー、勉強熱心だねえ。ＶＵＲの手術を聞きに来たの？　ところで、君、海が見える病院のオペ室に長くいたんでしょ？　うちのオペ室の連中に教えてあげて」

千里は「はい」と返事をしたものの、もう辞める気だった。

「はい、これ。病院長と一緒にやったVURのオペの手術所見用紙」

部長先生はコピーした紙を見せてくれた。かなり細かく書いてある。これなら必要な情報がゲットできそうだ。

「先生、これ、写していいですか？」

「いいよ」

部長先生の隣の席が空いていたことを幸いに、千里は椅子に座って自分のノートを広げた。手術の手順はすべて予習済みで書き出してある。そこに千里は、使う糸や器械の名前を細かい字でビッシリ書き加えていった。

礼を述べて官舎に戻ると千里は急いで夕食の準備をし、ノートを広げた。頭の中にすべてを叩き込む。目を閉じて手術のシミュレーションをやってみる。最初から最後まで手術を何度も繰り返した。

よし、これならいける！　納得したところで、千里は夫と夕食を摂った。

手術の日の朝になった。千里は緊張していた。手術で緊張するなんて本当に久しぶりだ。いつ以来だかも覚えていない。朝食前にもう一度、頭の中で手術をなぞった。

ＶＵＲの手術は、ゴールまでどうやっていくのか一連の流れはある。だけど、胃切除のように手順が完全にレーゲルになっているわけではない。手術の状況によって、出す器械が変わってくる。千里はいかに術野を見るかが勝負だと思った。

早めにオペ室に向かうと、千里は手洗いをし、滅菌ガウンを着た。器械の展開は自分のやり方でやらせてもらう。鉗子でガチャガチャ並べていたら、この手術はうまくいかない。器械台に必要な器械を必要な順番に並べていく。展開には30分みっちりかけた。そして外回りの看護師がやってきて、麻酔科医も入ってきた。準備は万端である。

大泣きの1歳児が看護師に連れられてくる。モニターの装着と同時に麻酔が始まる。小児外科の部長先生も来ている。子どもに麻酔がかかり気管内挿管をされると、いよいよ手術である。部長先生は術衣を着て、前立ちの位置に陣取った。病院長先生はなかなか姿を見せず、部屋にはモニターの音だけが規則正しく鳴り続ける。

千里の緊張はマックスだった。アドレナリンがバンバン出ていた。千里は、両手の薬指と小指の間にペアンをそれぞれ挟んだ。いつでも反射的にペアンを出せるようにである。右手の親指・人差し指・中指はすばやく器械を拾い上げられるように軽く開く。

そのとき、自動ドアがガーッと開いた。手術着を身に纏《まと》った長身の病院長先生が登場した。先生は自分の位置に立つと、何の合図もなく器械台の上のメスを拾い上げ、下腹部にサッと切開を入れた。そして大きな手をヌッと千里の目の前に差し出した。千里はその手にコッヘルをビシッと入れた。こうして手術が始まった。

病院長先生は一切声を発しない。ただ、手を突き出してくる。千里は懸命に術野を見た。1歳の子の膀胱の中はとても狭い。千里は外回りに「足台、ください！」と声をかけた。

膀胱の深い部分を操作しているのか、浅いところを操作しているのか、見極めなくてはならない。それによって出す器械が違う。やっぱり見えにくい。千里はもう一度、小さく叫んだ。

「足台、もう一つください！」

千里は2段の足台に乗った。さっきよりよく見える。ここは深いから、先端の長い電気メス。ここは浅いから、先の短いメッツェンバウム剪刀。ここは長い鑷子、そしてここは短い鑷子。千里は場面に応じて器械を変えた。くり抜いた尿管を粘膜の下に縫う段階に入る。ここで使う糸は5－0のバイクリルだ。

2時間が経過してようやく片側の尿管の操作が終わった。手術はまだ続く。反対側の尿管が残っている。

千里は、自分は試されていると感じた。絶対に手順を間違ってはいけない。1回のミスでも許されない。最後の最後まで、皮膚を縫い終えるまで緊張を切らせてはいけない。

4時間が過ぎてようやく手術が終わった。病院長の代わりに部長先生が麻酔科医に「終了です!」と声をかけた。

病院長先生は、手袋を外すと、それをバケツに放り込み、はじめて千里の方にギョロリと目を向けた。

「完璧!」

先生は怒鳴るようにそれだけを言い残すと、大股で手術室を出て行った。

千里はホッとした。心の中で(痺れる〜〜)と叫んだ。久しぶりに手術をやり切ったという感動があった。もしかしたら、海が見える病院でも最後の方は、こういう充実感はなかったかもしれない。これでもう思い残すことはない。やっぱり最後に病院長の手術について本当によかった。満ち足りた思いが千里の胸に広がった。

その日の夕方、千里は師長に「お話ししたいことがあります」とナースステーションで話しかけた。

「私、ここでのお仕事はもう今日で終わりにしたいと思っているんです」

「そんな……何かやりにくいことでもありますか？」

さすがに、年下の看護師にバカにされた話はできなかった。

「やりにくいというか、違うことが多すぎて。特に心臓手術です。1回やってみて、どうしても馴染めないと思いました」

「お願いだから、辞めるなんて言わないで。千里さん、それなら7月からパートで働きませんか？　勤務時間は、朝はみんなと一緒だけど、夕方は15時で終了になります。長い手術にはつけませんから、心臓の手術に入ることもなくなります。ただ……この契約だと来年の3月まではなく、2月で契約打ち切りになるの」

千里はちょっと考えた。確かに今の自分は、仕事に慣れないだけではなく、家事との両立にも苦しんでいる。夕方5時30分に仕事が終わって、それから食材を買いに行くのは大きな負担だった。何しろ病院の周りは林しかなく、街のスーパーマーケットに行くまで車で30分以上かかる。

（パートタイマーか。それなら早く帰れるし、肩の力を抜いて自分のやりたい仕事を自

分のペースでできるかも）

「師長さん、わがまま言ってすみません。それではパートの契約にしてください」

この日を境に千里は、マイペースで動こうと思った。ある意味でわがままに、自分の好きなように仕事をしようと決めた。他人は他人、自分は自分。自分の仕事を完璧にこなせばいい。そう思うと一気にストレスが減った。

外回りの看護師の仕事に足りないことが多いのは、まったく変わっていなかった。千里は、腹を立てたり、呆れたりするのをやめた。朝と昼に各部屋を巡回することをその後も続け、自分のルーチンにした。手術室の中を見た瞬間に千里には何が欠けているかが分かる。できる限り外回りの「落ち」を拾っていった。これは、外回りの看護師のためにやっているのではない。手術室の準備が万全であれば、それは患者のためになる。そして同時に自分を納得させることにもなる。

器械出しも気が楽になった。心臓の手術に入る必要がないと思うとプレッシャーから解放される。小児外科・脳外科・整形外科・泌尿器科と多くの手術に入っていくうちに、大きな手術ではないものの、自分のまったく知らない希少疾患に出合うことが増えてきた。この病院でしか知り得ない病気に接し、このことは千里にとって勉強になった。

秋を過ぎて年が明けた。千里は整形外科の手術の器械出しをやっていた。やや長い手術が終わって部長先生が手を下ろした。千里を見て言う。

「ナースが後輩に器械出しを教える方法は二つあるんだよね。一つは、マンツーマンで、手取り足取り説明していくやり方。もう一つは、先輩が実際にやってみせて、後輩に背中で教えるやり方。つまり後輩は見て学ぶ。君は背中で教えるタイプだよ。みんなは君を見て学ぶべきだね」

「……」

(ん、そんなこと誰にも言われたことない。これって褒められているのかな？)

千里は悪い気はしなかった。

そして2月が来た。いざ終わりがくると、やっぱり寂しい。できれば3月末まで働きたかった。夏を境に千里はここでの仕事がちょっと好きになっていた。退職の挨拶に行くと、師長は「あー、パートだった！」とのけぞって残念がった。千里は、自分をここまで評価してくれていたんだとうれしくなった。そして送別会を開いてもらい、千里の周産期小児医療センターでの仕事が終わった。

心残りはやっぱりあった。それは心臓手術である。自分が独身だったら絶対に猛勉強したと思う。だって一生に一度のチャンスだから。小児の心臓手術なんてここでしか経験できない。

もし心臓手術を完璧にこなしていたら、自分はすべての手術を、大人も子どもも、どんな臓器も制覇していたのかもと思う。そういう意味で悔しい。

でも結局それは無理だった。新しい病院のルールに慣れる、新しい生活を軌道に乗せる。この二つを同時にやるだけでも大変だった。そこに心臓手術が加われば、自分は三つの新しいことを始めなければならない。

でも、自分はそんなに器用な人間ではない。悔いは残ったけど、やっぱり自分にはできなかった。少しだけ挫折感を味わった。でも、たった1例だったけど、人工心肺を使った手術の器械出しをできたことはいい思い出になった。

4月から夫はX大学病院に戻る。これから引っ越しだ。新居は大学病院近くのアパートになる。また生活の基盤を作り直そう。

いよいよこれでオペからは卒業と思うと千里は感慨深かった。自治医大、海が見える病院、周産期小児医療センター。3つの病院で10年間、オペ室で働いた。

（もう来るところまで来たかな）

千里の胸にそういう思いが去来した。

十分やり抜いたという気持ちと、ほんのちょっとの苦い思いを抱いて、千里は周産期小児医療センターをあとにした。

21 いまどきのナース事情

32歳で千里は開業医のクリニックで働くようになった。最初は事情が分からずに、とりあえず近くのクリニックの求人を見て働いてみた。専攻科の学生時代に千里は開業医の耳鼻科で働いた経験があることは前に述べた通りである。したがって、新たに開業医のところで働いても、戸惑うことは何もなかった。

あとはどこまで長い時間働くかの問題である。常勤で働けば、看護師の年収は個人のクリニックでも額面で380万～400万円くらいになる。病院勤務に比べれば、かなり低い。ただ、開業医のクリニックは、一日7時間労働で、夜勤もなく、週休2・5日が普通なので、悪い給与ではない。そのかわり、簡単に休むことはできない。

子育てと仕事を両立させるのは、看護師に限らずどの職種でも大変なことである。でも正社員として雇ってもらえば、たとえ小さなクリニックでも産休も育休も取れる。ただし、ほかのスタッフに仕事の皺《しわ》寄せがいくことは避けられない。

個人のクリニックでも、医師が3人くらいで診療し、看護師や事務員が20人くらいいる大きな診療所もある。こういうクリニックは時間帯で分けてスタッフを雇っていたりする。午前だけの人とか、午後から夕方遅くまでの人とかである。給与はもちろん時間制になる。時給は1800円くらい。はっきり言って、働き方に融通が利く。一人スタッフが休んでも周りがカバーしてくれる。

千里は夫が医者なので、生活のために働く必要はない。だからパートタイムがちょうどいい。時間帯は家庭の事情に応じて調整してもらう。看護師免許を活かし、生活費の足しになるお給料をもらえれば、それで十分だ。家庭が中心で、働く楽しさにお金がついてくる労働を千里は今も続けている。もう、手術に未練はない。

海が見える病院の加奈子からは今も毎年、年賀状が届く。いつも簡単に「お元気ですか」という言葉が添えられている。医療の最前線から去った千里には今の病院の内情は分からない。そう思っていたが、千里は患者として入院を経験することになり、いまどきのナースの事情を知った。

千里は、2018年と2023年に、それぞれ「めまい」と「胆石の手術」で入院した。病院で看護スタッフに接し、変わっているものと、変わっていないものを体験した。

最も大きな変化はナースエイドの存在である。千里の時代には、看護師と補助看護師しかいなかった。補助看護師の仕事は、洗い物・掃除・物品の運搬が主で、補助看護師が患者に接することは原則としてなかった。

看護師は医師のオーダーに応じて看護を行うが、それ以外には看護と呼べるか微妙な仕事も多かった。たとえば、ベッドメイキング、食事の搬送や介助、患者の移送。これらは看護師の資格がなくてもできそうである。

そこで新たに登場してきたのが、ナースエイド（看護助手）である。ナースエイドの仕事は、極端に言えば注射・点滴以外はなんでもやる。これまで看護師がやってきた、ベッドメイキング、食事の搬送や介助、患者の移送はナースエイドの仕事になった。食事介助のあとには、電子カルテに食事量を入力したりする。

清掃もナースエイドの仕事のうちの一つだが、病院によっては掃除だけは専門の人を雇っているようである。千里が痛感したのは、ナースエイドは、患者にとって最も身近にいて、なんでも話せる人だということである。ナースエイドには看護師のような国家資格はない。千里が出会ったナースエイドはどの人もとても明るく優しい人だった。そういう教育を病院から受けているのかもしれない。

千里は入院中にナースエイドの優しい言葉に何度も心が癒やされた。

「この時期、めまいで救急車で運ばれる患者さんが多いんです。でも大丈夫です」

「検査が終わったら、ここで待っていてください。私、すぐに迎えにきますから」

「傷は痛みますか？　大丈夫ですか？」

「早く治るといいですね」

コミュニケーションは医療・看護の基本である。ナースエイドの役割は大きい。それを千里は実感した。

では以前に補助看護師と言われていた人たちがやっていた、物品の搬送は誰がやっているか。これもナースエイドである。病棟で欠品となったガーゼや注射器を倉庫から持ってくる。また、患者のそばに行って、シーツや病衣を交換したりするのも仕事である。

千里から見ると、昔は「看護師」「補助看護師」の二つだったのが、今はその間に一つ入り、「看護師」「ナースエイド」「掃除の方」の三つになっているという印象だ。労力が分散されれば、各自の負担が減る。これが新しい働き方なのであろう。

ただ、千里には少し心配もある。入院中、千里は看護師とあまり会わなかった。では看護師はいったい何をやっているのだろうかと疑問になる。先にコミュニケーションは看護の基本と述べた。患者との触れ合いがナースエイドの存在によって薄くなるなら、それは看護に影響しないだろうか。患者の情報は普段の会話の中から得られるというのが千里が学んできたことだった。ナースエイドから患者情報が看護師に伝えられていればいいのだが。

医療の世界ではよく「寄り添う」とか「拝聴」という言葉が使われる。寄り添って、拝聴しているのはナースエイドであって、看護師ではなくなっている印象だ。

看護学では「ラポール形成」という言葉を学ぶ。ラポールとは「架け橋」を意味するフランス語。信頼し合って打ち解けた状態を言う。今の看護師はラポール形成をナースエイドに取られている気が千里にはする。

とはいえ、看護師が忙しすぎることを千里は十二分に知っている。自分自身も二人の補助看護師に何度も助けられた。現代の看護師は、自分のときよりも、もっとしっかり看護計画を立てて、もっとレベルの高い看護をしているのかもしれない。今どきの看護師は、看護師にしかできないことだけをやっているのだろう。

そして昔の「医師」「看護師」の間にも1つ業種が加わった。「特定看護師」である。指定期間内で学んで修了認定を受けると、看護師は特定看護師になることができる。特定看護師の仕事は、21区分、38行為。医師の手順書に従って、医師が不在でも、人工呼吸器や心臓ペースメーカーを操作したり、傷の処置をしたりすることや、ドレーン（排液）や中心静脈栄養カテーテルの管理などが許されている。つまり、「医師」「看護師」の中間にある仕事をこなすのが特定看護師の役割ということになる。かなり医師に近い立場の看護師である。

特定看護師の存在は、医師の働き方改革の助けになっている。現代の医師は忙しすぎるので、医療の現場では特定看護師が病棟にいることを期待する声も多い。ナースエイドの活躍で看護に余裕ができた人の中には、特定看護師を目指す人もいるだろう。

２０２１年の資料で特定看護師の研修を修了した人は全国で４３９３人。まだまだ少ない。資格取得のハードルは低くはないが、今後必ず増えていくと見込まれている。

昔と比べて変わったことをさらに述べていく。安全管理が昔とは比べ物にならないくらい進んだ。外来で千里は、くどいくらいに本人確認をされた。一つの検査でも場所を移動するたびに、生年月日と名前を言わされる。

入院するとリストバンドを手首に巻かれる。点滴を流すときは、看護師がリストバンドと点滴ボトルのバーコードを読み取って間違いを防ぐ。

手術の朝、昔はプレメディケーション（通称、プレメジ）という注射があった。アトロピンの筋肉注射で気道分泌物を減らしたり、アタラックスPの筋肉注射で患者を少し眠い状態にしたりした。しかし今、プレメジはない。手術室に入るとき、アタラックスPで患者が眠くなっていると本人確認ができないからだ。

千里が胆石の手術で入院したとき、初日にクリニカルパスという紙を渡された。入院は4泊5日。そこには手術や点滴、検査、処置、内服、食事、入浴などのスケジュールが記載されていた。胆嚢摘出の手術は、患者によって術後の経過が大きく異なるということはない。こういう疾患では、通常、クリニカルパスが作られている。

クリニカルパスのメリットは多岐にわたる。まず患者には先のスケジュールが見えるので安心感を与えることができる。

医療の標準化にも役立つ。術後の経過がほぼ同じと言っても医師によって少しはバラツキがある。それをパスで標準化すると、どの患者も同じレベルの医療や看護を受けることができる。これによって医療の質が担保される。

医師と看護師の意思疎通にも役立つし、パスに書かれていることが抜け落ちれば、それは医療事故につながりかねない。つまり安全管理にも役立つ。

看護師はクリニカルパスの内容を熟知している必要がある。また、パスがあることで看護計画が立てやすく、質の高い看護ができる。


さらに変わったことを付け加える。検温のとき、昔の看護師は温度板を持って病室を訪れた。温度板とは、文字通りA４くらいの板に紙を挟んだもの。血圧・脈拍などを測定して温度板に記入していく。千里は20歳のとき、温度板をお腹に抱えて病室に入ったら、おばあちゃんの患者から「あら、おめでたね？」と言われた思い出がある。出っ張ったお腹を隠しているように見えたのだろう。

今はもう温度板はない。もちろんデジタルである。血圧計も電子式だし、体温計も電子式、サチュレーションモニターを指にパクッと挟めば、酸素飽和度と脈拍数がすぐに表示される。看護師は、ノートパソコン型の電子カルテを台車に載せて病室に持ってくる。パソコンの操作が苦手な人なんて、今の看護師にはいないだろう。

昔も今も変わっていないこと。それは看護師さんが病室に来てくれたときの安心感である。ナースエイドが寄り添ってくれるのは本当にうれしかったが、やはり看護師が来てくれると安心感が何ランクも上がる。

入院生活というのはかなり退屈である。入院の医療的な目的は、患者の安静を保ち、体を休ませ、経過を見ることにある。確かに手術は大きなイベントではあるが、終わってしまえば、回復を待つだけである。つまり患者はヒマであり、家族に会えず寂しい思いをしている。

スマホの使用が禁止されている病院はまずないから、患者は家族とＬＩＮＥで会話を楽しむこともよくあるだろう。でも一日中というわけにはいかない。やっぱり患者は孤独を味わう。千里は、看護師が早く検温に来てくれないかと、それればかり考えて入院生活を過ごした。

「今から夜勤、担当しまーす！」と満面の笑みで話しかけられ、「血圧測りますね！」

と腕に触れられると、本当にホッとする。

胆石の手術のときも、手術室の前室に歩いて入っていくと、両側から若い看護師たちがピカピカの笑顔で身を寄せてきて名前確認をした。その肌感によって千里は不安が消えた。もっと言えば、心地よかった。

やっぱり看護師は患者のそばにいてくれなきゃ。千里の思いはそこに戻っていく。

22 看護師の掟 10か条

千里は、長い看護師人生の中で多くのことを学び、それを自分のルールとして守ってきた。言ってみれば、看護師の掟である。

①下着のラインを見せるな!

今ではスクラブ(半袖でVネックの医療用白衣。ゴシゴシ洗える強い素材)を着る看護師も少しずつ増えてきたが、やはり看護師の多くは白衣である。白地の衣服は透ける。千里は3南病棟で働いていたころ、背中に下着のラインが見えるたびに主任からきつく注意された。これを防ぐためには、白衣の下に1枚、白いシャツを着るか、夏でなければカーディガンを羽織るかである。

患者に不快感を持たせてはいけないというのが主任の思いだったのだろう。これは何も下着のラインだけの話ではない。髪型も化粧も、患者からどう思われるかを看護師は自覚しろということだ。千里はこの教えを守り、身だしなみには十分注意を払っている。

②飯は速く食え！

悠長な仕事ではない。仕事はいくらでもあるし、緊急で患者が搬送されてきたり、病棟の入院患者が急変したりしたら駆けつけなければならない。だから休憩時間内とはいえ、食事は素早く済ませることを千里は常に心がけてきた。

オペ室ナースも同じである。オペ室の中ではいつ何が起こるか分からない。アクシデントが起きて、急遽、メンバーが交代になるかもしれない。だから食べられるときに、急いで食べる。食べ損なうと空腹で仕事に突入する可能性がある。

食事に関してはもう一つ大事なポイントがある。ナース同士で食事をすると、自然と患者の話になる。体の動かせない患者では、当然、シモの話になる。そういう汚い話題の中でも、ナースは食事ができなければならない。お上品にしていたら、看護師は務まらない。

③患者の前ではウソでも堂々としろ！

患者を不安にしてはいけない。これからやる処置が初めての挑戦でもベテランのような顔をすることが大事。自信たっぷりに振る舞わなくては、患者の心配は増すばかりである。千里が初めてメイロンの静脈注射を耳鼻科クリニックでしたときも、これが初めてですという雰囲気は微塵も出さなかった。それが患者に対するマナーである。

「返り血の美奈」と呼ばれた美奈先輩は、採血を失敗しても実に堂々としていた。1回失敗するとすぐに引き下がって「できる者と代わります」とキリッとした表情で患者に告げていた。二十歳《はたち》の千里はそんな美奈先輩を見て、（すごいな。自分もまねしなくては）と思ったのであった。

④新人ナースは走れ！

ナースコールが鳴ったら、素早く出る。争奪戦のように、真っ先に出る。用件を聞いて自分にはできないと思っても、とにかく患者のもとへ走る。待たされれば、患者は不安になる。たとえ自分にできないと思えることでも、まずベッドサイドへ行き、患者が望んでいることを聞く。その上で、「上司に伝えますね」と言えば、患者は安心する。

⑤知識を常にアップデートしろ！

ナースキャップが廃止されたように、以前の常識は新しい知見によって上書きされていく。以前は、手術前の患者に剃毛を施すことが常識だった。体毛が不潔だと考えられていたからである。しかし時代が進んで、剃毛をすると細かい傷に感染が起こることが分かってきた。

怪我の傷の処置のやり方も変わった。以前はイソジンで消毒しガーゼで覆った。今は消毒せず、生理食塩水で洗う。ガーゼも使わず被覆材で覆う。手術創も同じで、ガーゼは載せない。回診でのガーゼ交換は行われなくなった。毎日消毒しても意味がないことが分かっているからである。

手術のやり方も次々に新しくなる。内視鏡手術は年々進歩し、適応が拡大されている。胆嚢摘出術は、少し前はごく小さな傷で開腹することが流行った。今では、一部の症例を除き、ほぼ全例が内視鏡手術である。胃がんや大腸がんも内視鏡手術が一般的になっている。

術式が変われば、オペ室ナースも勉強しなければならない。そのために、看護研究は大事になる。千里はこの研究が苦手だったが、その重要性はよく分かっていたつもりである。勉強しなければ、時代に取り残される。昨日の常識は今日の非常識である。

⑥患者を見よ！

当たり前のことであるが、これが基本中の基本である。看護の「看」の字は、手で見ると書く。患者に触れること、患者をよく見ること、これをおろそかにしてはならない。人間は経験を積み重ねると、ちょっと話を聞いただけで、いい意味でも悪い意味でも分かってしまうことがある。だが、その「分かった」は正しいのであろうか。単なる思い込みではないか。

だから看護師は常に原点に戻り、患者をよく見ることが重要になる。実際に見てみれば、そこで初めての気づきがあるかもしれない。千里が、ナースエイドに心癒やされたと同時に、不安を感じたのはまさにここにある。雑談の中から何か情報が得られることはよくある。看護師は、患者を見なければいけない。

千里が術野を見ようと必死になったのも、患者を見ることの一つである。病棟で患者を見て、いい看護ができるように、オペ室ナースも術野を見て、初めていい器械出しができる。

⑦鉄は熱いうちに打て！

「若いときの苦労は買ってでもせよ」と言うと、今の時代はパワハラになってしまう。でも、新しい知識は若いうちにしか吸収できない。30歳を過ぎて、すべての手術の術式や器械を覚えるのは無理である。年齢が上がってから勉強するのは誰にとってもつらい。それは記銘力の衰えとかだけの話ではない。人にもよるが、年齢が上がると家庭を持っている人が多くなる。男性看護師でも女性看護師でも、今の時代、家事、育児に関わらないということはない。そういう環境で新しいことを学ぶのは難しい。

千里は、病棟からオペ室に異動になってきた看護師を何人も見てきた。病棟でどれだけ優秀な人でも、オペ室という専門職の仕事になると、一から学ばなければならない。千里はそうした看護師を可能なかぎりサポートしたが、そのほとんどが独り立ちすることが難しかった。千里も苦労したが、当人たちはもっと苦しかっただろう。

逆に千里は新人看護師のときに、病棟で十分に勉強しておけばよかったという悔いがある。実践の中で学ぶことは多い。疑問を抱けば、その疑問に正面から向き合わなければならない。自分はけっこうスルーしてしまったことがあったと今になって思える。仕事の流れに乗るのはいいが、流されてはいけない。3南病棟で当時の自分は一人前になった気になっていたが、今から考えるともっと勉強しておけばよかった。勉強するなら、若いうちである。

⑧病気を見るな！

病棟に糖尿病の患者が10人入院しているとする。看護師は当然、糖尿病の勉強をする。でもこれでは不十分である。また、場合によっては看護の方向性を見失う。同じ病気でも、患者は一人ひとりが違う人間である。家庭環境も異なるし、経済状況も異なる。そうした患者背景を含めてトータルで患者をケアしないといけない。見るのは病気ではない、患者という人である。勉強だけで頭でっかちになってもいい看護はできない。

⑨オペ室ナースはお互いを褒めよ！

オペ室ナースが病棟の看護師と決定的に違うのは、患者から感謝されることがないことである。手術前には、患者と接点がある。術前訪問によって患者から話を聞き取ったり、手術室に入っていって緊張している患者に声をかけてリラックスさせたり。しかし、患者が手術室から出るときは、局所麻酔の患者を除いて大半の患者は眠りの中にいる。したがって、ねぎらいの言葉をもらうことはほとんどない。

人は感謝の言葉をバネにモチベーションを上げることが多い。でもオペ室ではこれがない。だから千里は後輩に対して、改めるべき点は指摘したが、いいところを見つけて褒めるように心がけた。こうすることで、チーム全体の雰囲気がよくなる。若手同士でも、お互いに褒めることが重要で、これがモチベーションアップにつながっていく。

⑩すべては患者のために！

千里は専攻科2年生のとき、がんの痛みに苦しむ患者から逃げた。このとき指導教官に叱られた言葉が「患者のために最善を尽くしなさい」だった。この教えを守って千里は看護師を続けている。

3段の足台に上ってまで術野を見ようとしたのも、周産期小児医療センターでほかの看護師の「落ち」を拾っていったのも、すべては患者のためである。自分が看護師として成長し、器械出しのスキルを極限まで向上させたのも、結局は患者の利益になるからである。千里は負けず嫌いだったし、向上心が強かったが、誰にも負けないナースになることが目標だったわけではない。少しでも患者のために役立ちたかったのである。

19歳のとき、千里の心に刻まれた言葉は千里の看護師人生のすべての土台だった。

おわりに

２０２４年２月に上梓した前作、『開業医の正体――患者、看護師、お金のすべて』（中公新書ラクレ）は、ちょっとした（プチ）ベストセラーになった。その流れで本書の企画が持ち上がったが、ぼくは看護師ではないので、残念ながら看護師の舞台裏を書くことはできない。そこで看護師にインタビューして本書を作った。したがって、二つの作品はテイストがまったく異なっている。前作は医療エッセイで、本作はノンフィクションとなった。

一人の看護師の人生を辿るという方法は、実際にやってみたらぼくにとってとても楽しいものだった。どんな人の人生にもドラマがあるという言い方をよくするが、本当にその通りだった。

長時間のインタビューに辛抱強く付き合ってくれた千里さんには感謝しかない。これまでの人生で、自分の生き方を振り返るのは初めてだったそうだ。またインタビューに応えるのも初めての経験で、一気に1時間半以上も話すとものすごく疲れると言っていた。そういうインタビューを何度も行ったのだから、感謝の気持ちとともに、申し訳ない気持ちでいっぱいである。

こうして苦労して作った本なので、一人でも多くの人に読んでいただければいいなと思っている。

本書のラストメッセージは、ぼくからではなく、やはり千里さんに語ってもらおう。

「え、生まれ変わったらですか？　やっぱり看護師になります。ほかの職業は考えられません。私、悔いがあるんです。病棟勤務ですね。あのとき、もっと勉強をしておけばよかったと今でも思います。日勤で、自分に何か抜けていることがあっても、夜勤で先輩がミスを拾ってくれているんです。それでどうにかなっちゃうので、自分には甘えがあったと思います。看護計画ももっとしっかり立てられたはずです。実際、そういう先輩がいましたから。もっと先輩を見習えばよかった。

オペ室ナースですか？　まあ、よかったと思います。やり切ったかな。子どもの心臓手術にはちょっと悔いがありますけど。完璧主義すぎたのかな。中途半端にはできない性格みたいで。

看護師はいい仕事です。人と接すること、人の役に立てることが最大の魅力なんじゃないでしょうか？　向いている人とそうでない人と両方いると思いますけど、若い人にはぜひどうぞと言いたいです。将来の選択肢の一つにしてください」

本書に登場する人名・病院名・地域名はすべて仮名である。プライバシー保護の観点から、本論に関係しない枝葉の部分に関しては配慮を加えた。なお、２００２年に看護婦の名称が看護師に変わっている。本書では看護師という名称のみを使った。

今回も、企画・編集に中央公論新社の中西恵子さんに大変お世話になった。この本の制作に関わっていただいたすべてのスタッフに、心から感謝を申し上げたい。

２０２４年11月17日　自宅書斎で

松永正訓

松永正訓 Matsunaga Tadashi

1961年、東京都生まれ。87年、千葉大学医学部を卒業し、小児外科医となる。日本小児外科学会・会長特別表彰など受賞歴多数。2006年より、「松永クリニック小児科・小児外科」院長。13年、『運命の子　トリソミー　短命という定めの男の子を授かった家族の物語』で第20回小学館ノンフィクション大賞を受賞。著書に『小児がん外科医　君たちが教えてくれたこと』『発達障害に生まれて　自閉症児と母の17年』『いのちは輝く　わが子の障害を受け入れるとき』『ドキュメント　奇跡の子　トリソミーの子を授かった夫婦の決断』などがある。

中公新書ラクレ 830

看護師《かんごし》の正体《しょうたい》

医師《いし》に怒《いか》り、患者《かんじゃ》に尽《つ》くし、同僚《どうりょう》と張《は》り合《あ》う

2025年 1 月10日初版
2025年 2 月25日 3 版

著者……松永正訓《まつながただし》

発行者……安部順一

発行所……中央公論新社
〒100-8152 東京都千代田区大手町 1-7-1
電話……販売 03-5299-1730　編集 03-5299-1870
URL https://www.chuko.co.jp/

本文印刷…三晃印刷　カバー印刷…大熊整美堂　製本…小泉製本

Printed in Japan ISBN978-4-12-150830-0 C1236

L759

老いを愛づる

——生命誌からのメッセージ

中村桂子 著

白髪を染めるのをやめてみた。庭の掃除もほどほどに。大谷翔平君や藤井聡太君にときめく——年を重ねるのも悪くない。人間も生きものだから、自然の摂理に素直に暮らしてみよう。ただ気掛かりなのは、環境、感染症、戦争、成長一辺倒の風潮。そこで、老い方上手な諸先輩（フーテンの寅さんから、アフガニスタンに尽くした中村哲医師まで）に学び、次世代につなぐ「命のバトン」を考えたい。生命誌のレジェンドが綴る、晩年のための人生哲学。

L773

歩きながら考える

ヤマザキマリ 著

パンデミック下、日本に長期滞在することになった「旅する漫画家」ヤマザキマリ。思いがけなく移動の自由を奪われた日々の中で思索を重ね、様々な気づきや発見があった。「日本らしさ」とは何か？　倫理の異なる集団同士の争いを回避するためには？　そして私たちは、この先行き不透明な世界をどう生きていけば良いのか？　自分の頭で考えるための知恵とユーモアがつまった1冊。たちどまったままではいられない。新たな歩みを始めよう！

L781

ゆるい職場

——若者の不安の知られざる理由

古屋星斗 著

「今の職場、〝ゆるい〟んです」「ここにいても、成長できるのか」。そんな不安をこぼす若者たちがいる。2010年代後半から進んだ職場運営法改革により、日本企業の労働環境は「働きやすい」ものへと変わりつつある。しかし一方で、若手社員の離職率はむしろ上がっており、当の若者たちからは、不安の声が聞かれるようになった——。本書では、企業や日本社会が抱えるこの課題と解決策について、データと実例を示しながら解説する。

L785

防衛省に告ぐ

——元自衛隊現場トップが明かす防衛行政の失態

香田洋二 著

2020年、イージスアショアをめぐる一連の騒ぎで、防衛省が抱える構造的な欠陥が露呈した。行き当たりばったりの説明。現場を預かる自衛隊との連携の薄さ。危機感と責任感の不足。中国、ロシア、北朝鮮……。日本は今、未曽有の危機の中にある。ついに国防費はGDP比2％に拡充されるが、肝心の防衛行政がこれだけユルいんじゃ、この国は守れない。元・海上自衛隊自衛艦隊司令官（海将）が使命感と危機感で立ち上がった。

L789
「将軍」の日本史
本郷和人 著

幕府のトップとして武士を率いる「将軍」。源頼朝や徳川家康のように権威・権力を兼ね備え、強力なリーダーシップを発揮した大物だけではない。この国には、くじ引きで選ばれた将軍、子どもが50人いた「オットセイ将軍」、何もしなかったひ弱な将軍もいたのだ。そもそも将軍は誰が決めるのか、何をするのか。おなじみ本郷教授が、時代ごとに区分けされがちなアカデミズムの壁を乗り越えて日本の権力構造の謎に挑む、オドロキの将軍論。

L802
厚生労働省の大罪
――コロナ政策を迷走させた医系技官の罪と罰
上 昌広 著

総理が命じても必死でPCR検査を抑制。執拗に感染者のプライベートを詮索。世界の潮流に背を向け、エアロゾル感染は認めない……。いまとなっては、非科学的としか思えないあの不可解な政策の数々はなんだったのか。だいたい、あの莫大なコロナ関連予算はどこに消えたのか。新型コロナは、日本の厚生行政とムラ社会である医療界が抱えてきた様々な問題を炙り出した。医療界きってのご意見番が、日本の厚生行政に直言する！

L806
人生に効く寓話
グリム、イソップ、日本昔話
池上 彰＋佐藤 優 著

「舌切り雀」には商売の厳しさが、「浦島太郎」にはあなたの定年後が、「花咲かじじい」には部下の使い方が、「雪女」には夫婦の現実が、「すっぱいぶどう」には競争社会の身の処し方が書いてある！　大人こそ寓話を読み直すべきだ。長く重い人生を軽やかに生きるための知恵が詰まっているのだから……。グリム、イソップから日本の民話、寓話まで。計20話の読み解きを収録。スピーチのネタにも使える一冊。

L809
開業医の正体
――患者、看護師、お金のすべて
松永正訓 著

クリニックはどうやってどう作るの？　お金をどう工面しているの？　収入は？　どんな生活をしているの？　患者と患者家族に思うことは？　上から目線の大学病院にイライラするときとは？　看護師さんに何を求めているの？　診察しながら何を考えているの？　ワケあって開業医になりましたが、開業医って大変です。開業医のリアルと本音を包み隠さず明かします。開業医の正体がわかれば、良い医者を見つける手掛かりになるはずです。